私は　なぜ毎晩眠るのか？

《体には自然な仕組みがある》

渡部　迪男　著

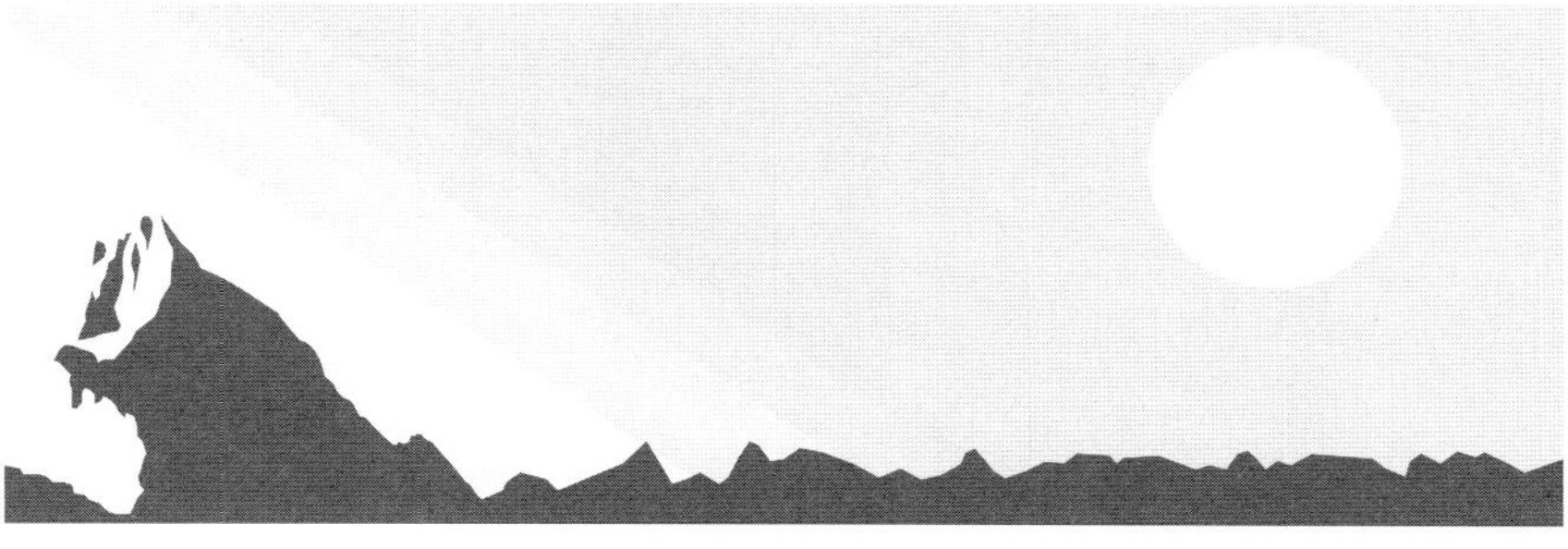

たにぐち書店

まえがき

私達は、なぜ、毎晩眠るのでしょうか？

否、眠らなければならないのでしょうか。

その理由は、当たり前のことですが、毎日、夜になると疲れて眠たくなるからです。一晩ぐっすり眠らないと、その日一日の疲れが取れません。その代わりぐっすり眠りさえすれば、疲労から解放されて、翌朝は快適な朝を迎えることができます。

この毎晩の出来事は私達人間の誰もが、毎日経験する共通の事実であり、その意味で人体における客観的な事実です。

それではこの眠りさえすれば疲れがとれるとは、一体、どういうことでしょうか？

この事実を良く考えてみると、睡眠そのものが疲労を解消することを、明確に示すことが分かります。

換言すれば睡眠それ自体が、疲労を解消する機能として作用することです。このように睡眠とは疲労解消機能そのものに他なりません。

私達は朝太陽が昇れば、眼を覚まして起床します。一日を過ごし太陽が沈んで、また夜が来れば、欠伸をしながら、疲れたまま横になって眠ります。一晩ぐっすり眠れば、翌朝は、昨夜の疲労から完全に解放されて、次の新しい一日を迎えます。

朝の目覚めとは、朝になれば自然に目が覚めることです。例外があるかも知れませんが、普段は私達の自覚的な意志が働いて、眼を覚ますわけでは決してありません。本来は、内側から自然に眼を覚まします。

同様に夜の入眠は、夜になれば眠たくなって、自然に眠りに就くことです。眠気に対しては自覚的な意志で、これに抗することも可能ですが、その結果さらに強い眠気に襲われて、いずれは自然に眠り込んでしまいます。

何よりも今から眠るぞと強く念じれば念じる程、いよいよ逆効果です。眠気は早々に退散してしまい、やはり自然に任せるしかないことに、改めて気付かされるのが落ちです。もしもそんなことが可能であるのならば、睡眠不足に悩む人などどこを探してもいません。

これらはすべて、私達の人間の意志や希望などとは関係なく、体自身の正常な働きであり、その自律的な機能として自然に行われる、人体のありのままの事実であり、人体の真理です。

この場合の自然という言葉には、二つの意味合いが込められています。

まず人体とは生物であり、自然そのものですから、自然としての人体が、自《おの》ずから有する自律的で正常な働き（生理、生理機能）のそのままの表れという意味があります。

またその背景には、朝は太陽が昇り夜は日が沈むという、自然界の推移に伴って、体自身が自《おの》ずからこれに応じつつ、変動して行くという意味があります。

このような内外の自然の仕組みの中に、太陽の動きとともに、朝昼晩の、一日一日というリズムを刻みながら、それぞれの一生を過ごします。


この自然な仕組みの中で、睡眠は、その中心的な役割を担います。

なぜならば一晩眠ることによって、昨夜までの疲労が完全に消失し、もとの元気な状態に回復し維持され、次の新しい翌朝に向けて、体自身がリセットされるからです。

また眠りからそのまま永久に目が覚めなければ、この現実世界に戻って来ないことであり、このことは取りも直さず、基本的に実質上の死を意味します。したがって朝目を覚ますことは、いわば死に向う人体を現実世界に引き戻すことになります。このことから睡眠自体が、生存のメカニズムに深く関わることが強く推測されて来ます。昨夜来の眠りから、朝目を覚ますことは、睡眠中にその生存の継続が可能になり、翌日という新しい一日を改めて迎え直すことです。

以上のように睡眠無しに、翌日を迎えることができないことが分かります。


以上睡眠について、簡単にまとめると、次のようになります。

一．睡眠とは疲労解消機能である。

二．睡眠の疲労解消機能によって、昨夜の疲れは翌朝までに完全に解消され、人体自身がリフレッシュされて、毎朝、新しい一日を迎える。

三．睡眠は生存のメカニズムに深く関わることが強く推測される。
四．生物（自然）として生存する人体には、睡眠を中心とする、自然としての、自律的な自然な仕組みが存在する。

しかし現代医学が、人体に秘められたこのような自然の事実、私達自身の当たり前の姿が語り掛ける、自然の仕組みを指摘することは決してありません。睡眠のこのような重大な働きについて、積極的に話すこともありません。

その理由は現代医学が、自然の事実をそのまま語る医学ではないからです。むしろ自然な事実はさて措き、死体を直接解剖することから、その医学が始まりました。約五百年前のことです。解剖によって、人体を構成する、各種の臓器や組織を全て明らかにしました。（この場合の死体とは、生体と変わりのない構造を、そのまま保持する死体を意味します。以下同様です。）

次にこれらの個々の機能を探究することによって、人体の仕組みを解明しました。現代医学は、このような構造論的な仕組みの上に成立する医学です。

その上に人体のこれらの個別の臓器や現象を対象として、人為的な操作を加えながら、物質レベルでのメカニズムという点から、どこまでも具体的に詳細に追究する医学です。

このことは病院を受診すれば、一目瞭然。直ちに理解できます。病院自体が、臓器を中心に、各科に分かれているからです。

それも内科、外科、脳神経外科、循環器科、消化器科、整形外科などを始め、全ての各科が、ほとんど独立して機能します。それぞれの科目の医師達は、それぞれが担当する臓器や組織のみを対象として診療します。さらにこれらの科目は、医学が進めば進む程、細分化されていきます。（これに対して総合診療科などの動きがありますが、まだその本格的な実現には至っていません。）

けれども個々の臓器もさることながら、医学の本来の最初の直接の対象とは、人間である私達自身そのものであり、全身として生きる人体全体そのものではないでしょうか？

今を生きる私達人間。つまり生きる人体の、そのままの全身を対象とする学問ではないでしょうか？

本書では現代医学が無視する、このような今を生きる人体の、全身の姿を直接の対象として、人体の自然な仕組みについて語りたいと思います。

それは既に述べた通り、睡眠を中心とする、私達の体のあるがままの、自然としての仕組みのことであり、換言すれば私自身の生存の仕組みの話です。

かつて一度も明かされることのなかった、私自身そのものであり、その体である、人体の自然な仕組みの話をします。

もちろんその仕組みの概要は、誰もが知っている、現代医学の基本的な知識によって説明し得るものでなければなりません。しかし同時にその原点には、現代医学が顧みることのない、「命」が存在します。

さて「人体の仕組みとは何ですか？」と尋ねられて、皆さんは何を思い浮かべますか。大脳や脳脊髄神経系でしょうか。心臓でしょうか。それとも、人体の解剖図譜そのものでしょうか。あるいはミクロのレベルでの細胞や、その中にある核、さらにその中の染色体やＤＮＡや遺伝子などが、たちまちの内に頭の中を占拠するでしょう。

これらを一口でまとめれば、人体を構成する一つ一つの要素であり、部分であり、いわばパーツということになります。

それでは何故このようなパーツばかりが、しかもバラバラに、脳裏に浮かぶのでしょうか？

その理由は、私達が学校で学ぶ人体の知識が、現代医学に基づく知識であるからです。そして現代医学とは、今述べた通り死体の解剖から始まった医学であり、その結果明らかにされた個々の臓器や組織、あるいはこれらを構成する細胞や核や遺伝子などを、その直接の対象とする医学であるからです。

このような構造論的な解明手法を機械論と呼びます。

機械論とは、物質とその物理的現象によって、人体の全て、つまり生命の全てを説明できるという考え方のことです。

ところが人体の仕組みは、実は、これだけではありません。

私は内科を基本において、古代漢方医学を提唱しつつ、診療に従事する内科医であり、漢方医であり、開業医です。そのような私の眼には、私達の自然なあるがままの、その全身の姿を通して、もう一つの、全く別の仕組みが映じて来ます。それが私自身であり、その体である、自然としての人体の事実がそのままに示す、人体の自然な仕組みです。これを現代的な視点から語りたいと思います。

（念のためこの本は漢方医学の本ではありません。多少話題にすることもありますが、漢方そのものを語る目的で書かれた本ではありません。なお古代漢方医学については、本書のテーマである、人体の自然な仕組みに立脚する医学であるため、最後にその要約を簡単にまとめておきます。）

私達人間は、古今東西、「朝目が覚めて、夜は眠る」という一日を、日々、繰り返しながら生きています。

現在の文明社会では、就寝や起床に、多少の時間的なズレが生じていますが、私達の毎日の生きる姿そのものが、根本的に変化しつつある訳では決してありません。

特殊な状況下を除けば、私達のこの生存の実態が、今後大きく変化することは、きっとないでしょう。なぜならば全てが自然界の営みであり、自然の事実そのものであるからです。

このような現象が、毎日、規則正しく繰り返されるためには、この現象を可能とする、何らかのメカニズムつまり仕組みが、人体自身に必要です。

一日一日を繰り返すという現象は、自然としての人体が自然界の推移に連動しながら、その全身で示す、一つの自然現象に異なりません。したがってこれに応じて、人体自身にも、全身によって表現される、自然としての、何らかの仕組みが明らかに存在します。

私達の生きる姿である、人体の事実そのものが暗示する、自然としての人体の仕組みを、本書ではここで改めて、〝人体の自然な仕組み〟と呼びたいと思います。人体の自然な姿に表れる、自然としての仕組み。あるいはありのままの自然な人体の事実が表す、自然な仕組みという意味です。

自然の事実、とりわけ私達自身の姿は、余りにも当たり前の事実であり過ぎるため、誰一人として着目する者はいません。

この自然な仕組みは、もちろん、今を生きる私達自身の姿そのものとして表現されます。したがって私達のありのままの全身の姿こそが、自然としての仕組みの表れに他なりません。そこで自然な仕組みの探究は、私達自身の、日々の普段の当たり前の姿を、そのまま観察することから始まります。

私達自身のそのままの姿を観察すれば、前述の通り、人体の自然な仕組みの中の最大の出来事が、日夜繰り返される、一晩の睡眠であることが分かります。

そしてこのことをもっと深く観察すれば、夜毎繰り返される、この一晩の睡眠こそが、私達の健康を維持する、最大のメカニズムであることが理解できます。

なぜならば睡眠によって、前日までの疲労が解消されるからです。

ところが、それだけではありません。

ぐっすり熟睡するだけで、軽い風邪が治ったり、傷の治りが速くなることを経験します。何よりも重症の病人は、全てを投げ打って、どこまでも深く、昏々と眠り続けます。やがて体の芯から元気に回復すれば、自然に眼を覚まして起き上がり、再び自分自身の人生に戻ります。

これらの体験から、睡眠という自然な仕組みが、健全性の維持に大きく寄与することが、強く示唆されて来ます。さらにもっと深く見詰めて行けば、睡眠が生存そのものに直接関わることが、次第に明らかになって来ます。つまり生存と健康とは表裏一体の現象です。

その根源には、命が脈々と躍動します。

また当たり前の事実として、私達は夜眠り、昼は目覚めて動きます。

この事実を良く考えてみると、私達自身が、昼夜で全く異なる姿で生きることを示すことに気が付きます。もっと厳密に見詰め直せば、異なると言うよりも、むしろ、相反する正反対の姿であることが判明します。

この相反する二つの生存の姿は、人体に相反する、二種類の生存様式が存在すること。そして人体の仕組みが、これらの二面性によって成立することを、問わず語りにも明白に表現しています。

その他、様々な自然としての仕組みが、垣間見えてきます。

漢方外来を受診する人々の中には、疲れ果てて、体調をこわし、受診する人達が数少なくありません。

受診する直接の動機は様々です。

冷えや低血圧、あるいはアトピー性皮膚炎がすぐに悪化する。湿疹がなかなか治らない。過敏性腸症候群がひどく、最近では通勤が怖い。生理前にイライラする。風邪がなかなか治らない。治ったと思ったら、また直ぐ、風邪を引く。

いわゆる虚証《きょしょう》と呼ばれる、体力が少な目の人々に、特徴的な症状です。

同時に多くの場合、その背景に、睡眠不足が大きく関っています。睡眠不足状態とは、疲労蓄積状態であり、体質が劣化した状態に他ならないからです。

このような場合、適切な保険漢方製剤（保険医療で使用される漢方薬）を処方するだけでは、はかばかしい治療効果を上げることができません。

さらに人体の自然な仕組みを分かりやすく説明し、その上で、十分な睡眠をとって、蓄積した疲労を解消することが、先ず不可欠であることを、繰り返し強調する必要があります。

なぜならば何度も述べるように、睡眠によって、体調を妨げる疲労が解消し、その結果心身の状態が回復し安定するからです。

これを自動車に例えて言えば、次のようになります。

夜の睡眠は、一日中走り回って、いつの間にか生じた傷や凹みや汚れ、あるいはバッテリーやタイヤなどの消耗を抱えた車を、毎晩、整備工場に委ねることに匹敵します。その入念な点検や整備、洗車や掃除などによって、翌朝までに、わが愛車は、新車同然にまで回復します。

同じように私達は夜、疲れ果てたその身を、そのまま布団に横たえます。

目を閉じて、これから始まろうとする睡眠に、その全てを委ねます。そして一切を忘れ去って、静かに翌朝の、完全な回復を待ちます。ぐっすり眠りさえすれば、前日までの疲労から解放されて、翌朝は、新しい一日が待っていることを知っているからです。

否、むしろ体自《みずか》らが、そのように機能し、そのように作用するからです。

このように昼間の行動によって生じる、人体自身の劣化した状態を、毎晩万全に整え直しながら、日々を過ごします。

このような自然の事実は、学問の進展とは関係なく、私達にとって、私達自身である、体の当たり前の事実です。

熟睡するだけで、疲労から完全に解放されます。しかも疲労を完全に除く手立ては、睡眠を措いて他には存在しません。

この二つの表裏一体の事実は、誰でもが、日々、体験する、当たり前の事実です。前に述べた通り、誰にでも共通するという点で、客観的な真実そのものです。

現代医学の詳しい実証を待つまでもありません。

この両者の事実は、私達にとって、自然が語る自明の理そのものです。このことは睡眠が疲労解消能力を有しており、疲労解消機能として直接作用することを、雄弁に物語るものです。

もし睡眠が示すこの疲労解消機能を、客観的な事実として認めないのであれば、それは私達が眼で物を見るという、両眼の視覚機能を否定することに等しい行為であると言わなければなりません。

眼球の視覚機能と同じく、医学の前提となる出発点です。これらはすべて人体の真実であり、生物としての生存の実態に異なりません。幾何学や数学に例えれば、証明不要の、前提となる「公理」に該当する、人体の真理です。

私達にとって健康に関する情報は貴重です。

言うまでもなく、健康が私自身に直接関わることだからです。

勿論その情報が、医学によって詳細に明らかに実証されれば、なお素晴らしいことは言うまでもありません。

しかし医学上の機械論的な実証を待つまでもなく、自然の事実として、明らかな客観的な真実が存在します。客観的な事実であるならば、これを日常生活において積極的に活用しない手はありません。

もし現代医学が、人体の自然な事実とその仕組みを語ることを拒むのであれば、私達自《みずか》らの手で、その人体の自然な仕組みを明らかにするしか、他に方法がありません。

何よりも、私自身のことだからです。

そして古来語り続けられて来た、生存の根源であり、原理とされる、命そのものの有無と、その実態を突き止めなければなりません。

それは私達自身のさらなる真実を探究することであり、私自身の本当の姿を求めることです。

人体の自然な仕組みの解明は、私自身であるこの体を、そのありのままに観察することから始まります。

誰にでもできる作業です。

同時に医学それ自体についても、その基本について、少し考えて見る必要が出て来ます。

それでは私自身である、この体の自然な仕組みについて、自分自身を見詰め直しながら、考察して行きたいと思います。

● 目次

第一章●医学に対する疑問

第一項　医学の出発点

私達自身の自然な姿を観察する前に、医学について、少しだけ考えて見る必要があります。

それは、医学とは、一体、どんな学問なのでしょうか？

このことです。

その基本について、ほんの少しだけ触れておかなければなりません。

なぜならば現代医学によって、私達の体の全てが解明されつつある。現代医学に医学としての欠陥などある訳がない。多くの人々がそのように考えているかも知れないからです。

それも、もっともなことです。

現代科学と同様、現代医学の発展は、実に目覚ましい。過去には諦めなければならなかった、数多くの命や疾病などが、日々、救われています。寿命も伸びつつあります。人体自身についても、DNAや遺伝子、ゲノムなど、極小レベルでの話が、普通に話される世の中になりました。

その点、私も賛辞を惜しまない一人です。何よりも私を含めて、ほとんどの人々が、その恩恵を受けています。


ところがそれとは別に、古代漢方医学を深く学んだ漢方医にとって、現代医学に対する、大きな疑問が湧いて来るのを禁じ得ません。

それは現代医学が精細を求めて、今後も愈々発展していく、極めて有用な医学であることは、改めて言を待つまでもありません。しかし現代医学が果たして医学の実対象となる私自身、即ち全身として生きる人体の全てを網羅し、その全貌を語る医学であるのだろうかという疑問が残るからです。


このような疑問に対しては、医学そのものについて、少し考えてみなければなりません。

まず医学は私達人間を対象とする学問です。

私達人間は人の体、人体として存在し生存します。そこで「医学とは何か？」を端的に表現すれば、医学とは人体を対象とする学問です。しかも人体を知るだけではなく、人体に発生する、様々な疾病や外傷などの治療をも、その視野に入れる学問です。

したがって私達自身である、人体を知ること。その正常な姿を知ることが、そのスタートになります。人体が人体としてどのように生存し、人体としてどのように、その本来の姿を発揮するのでしょうか?

何よりも先ず人体を知り、その仕組みを理解することができなければ、医学自体が始まることも、まして成立することなどあり得ません。

本来の姿を発揮するとは、人体としての存在の意義を果たすこと。換言すれば、人体として蔵される構造が、その機能を十全に発揮することです。

しかしその出発点となる人体の構造が正しく把握され始めたのは、高々、五百年前のことです。現代医学は、人体の構造を客観的に究明する、この正確な解剖から始まったと言えます。

それ以前は古代ギリシャや古代ローマ以降、宗教的あるいは社会的な理由や事情の下に、人体を解剖することは固く禁じられたとあります。

第二項　現代医学の始まり

医学は、人体を知ることから始まります。

その意味で現代医学は、ヴェサリウスの解剖から始まりました。

ヨーロッパ最古の大学であるボローニャ大学を始め、十二、三世紀には、パリ大学など、各地に大学が創設されました。その教育活動の一環として、十六世紀には、ボローニャ大学で、体系的な解剖の研究が始まりました。

そのような社会状況の中で、ヴェサリウスはイタリア、パドヴァ大学の解剖学教授として、歴史に登場します。

ヴェサリウスは幼少の頃から動物などの構造に興味を持ち、周りにいる動物の解剖に熱中したと伝えられています。

教授となったヴェサリウスは、学生達の前で自ら人体の解剖を行い、自らの眼で人体の事実を観察しました。その成果を一五四三年、「ファブリカ（人体の構造）」と題する、解剖アトラスとして出版し、社会に大きな影響を与えました。その後の人体の解剖や仕組みの究明、さらには医学の発展に大きく貢献しました。現在、ヴェサリウスは現代人体解剖の創始者として、高く評価されています。


ヴェサリウスの解剖が、当時どれほどまでに革命的であったかを知るためには、既に述べた、古代の社会情勢を思い起こせば、容易に理解できます。

ヴェサリウス以前は、社会の厳格な制約の下に、人体解剖そのものが不可能であり、したがって、人体の事実そのものを知ることができませんでした。そこで他の動物などを参考にして考え出された、一種の学説に基づく、いわば仮想の人体像（人体の仕組み）を対象として、医学が成立していたことになります。具体的に言えば、古代ギリシャの医聖ヒポクラテスの四大体液説の医学を受け継ぎ、これを集大成した、ガレノスの医学が、その後千五百年以上にわたって、世の中を支配し続けました。

これに対してヴェサリウスの時代は、これらの社会的な制約から放たれ、むしろ学問上進んで解剖を行うことが可能になった時代でした。

その結果、実際の解剖によって、人体の内部のそのままを観察し、それらの事実を確認することができました。そして人体の事実としての各種の組織や臓器や構造を、図式化を加えつつも、そのまま図示する形で、アトラス「ファブリカ」が出版されました。誰の眼にも明らかな人体の事実そのものが、解剖学の成果として、そのまま公に提示されたことになります。

この解剖方法は、特定の見解や哲学などの先入観に左右されることなく、人体の事実のみに沿って、客観的に行われることになります。

ここに誰でもが納得できる、客観的な解剖が始まり、人体の真の探究の第一歩が踏み出されました。

ヴェサリウスに続く多くの解剖学者達の手で、外側からは窺い知ることができない、各種の組織や臓器によって構成される、人体の構造の全貌が完全に解明されます。

構造が明らかになれば、次は人体を構成する、これらの組織や臓器が発揮する、それぞれの機能や役割や、これら相互の関連性などを知る必要が生じます。

生理学の誕生です。

またこれらの肉眼的な成果の延長上に、より微細な構造や機能を求めて、顕微鏡などによる研究が始まります。さらに人体そのものの根源的な素材となる、物質そのものに直接着目する、生化学などの学問が勃興します。

このように様々な角度から、多彩な研究が複合的に展開されていくことになります。

当然のことながらこれらの医学研究の成果として、明らかになった人体の事実が、医学の正式な知識として、そのテキストに順次記載されて行きます。


以上のように現代医学は、人体内部の構造の究明から始まり、人体の構造と機能に関する膨大な知識を以って、人体の仕組みを語ります。

人体の仕組みとは、正常な人体の姿のことです。

人体の正常な姿が明瞭であるからこそ、人体に発生する疾病や外傷などの、様々な異常を語ることが、初めて可能になります。

このように私達の病を治してくれる臨床医学は、これらの人体の仕組みに関する医学知識の上に、初めて成立します。

第三項　現代医学における人体の観察

現代医学は解剖学によってその構造を、そして生理学等からその機能を明らかにし、両者に基づいて、人体の仕組みを明らかにしました。

この場合の構造とは、端的には解剖することによって、内部の構造を確認し、それぞれの構成要素と、それらの関係などを観察することです。

たとえば腹部であれば、その内側にはどんな臓器があるかを確かめます。次にたとえば肝臓という臓器が、どんな位置に、周囲とどんな関係で、どんな形や大きさや色合いでなどという観察です。もちろん肝臓自体に関する観察も行われます。あるいは腕であれば、皮膚の下には皮下組織、その内部に筋肉、さらに真ん中に骨が存在するなどの観察を、より詳細により具体的に細部に至るまで行います。細部とは、それぞれの最小の単位にまで、完全に分析することです。

ところが解剖による内部の構造を究明するだけで、解剖学が完了するわけでは決してありません。なぜならば医学の出発点が、人体の実態の全てを、知り尽くすことにあるからです。内部のみならず、人体の内外の全てを、巨細漏らさず網羅しなければ、医学は成立しません。

したがって解剖学は、解剖という直接的な内部の観察も含めて、最終的には人体全体をカバーする、総合的な観察でなければなりません。解剖は、あくまで、その一環としての、手段の一つということになります。

したがってこれらの総合的な観察の中に、解剖とは関係なしに行うことのできる、人体の外観上の形態（表面上の構造）に関する観察が必然的に入って来ます。

機能についても同様です。内部の臓器等の機能の観察とは別に、体表面に認められる、たとえば眼や耳や、手や足などの機能に関する観察が必要です。

それぞれの機能は、誰もが眼で確認し、互いに共有できるという点で、客観的な事実となります。たとえ通り一遍であったとしても、このような人体の自然な外観が示す、人体そのままが語る、構造と機能に関する観察と、その結果の記載を抜きにして、医学が成立することはありません。


解剖とは人体に対して、外部から人為的に介入することです。ところがそれ以前の問題として、何らかの人為的な介入を待つまでもなく、誰にでも可能な、自然観察が存在します。改めて言及するまでもなく、それは、今述べているように、自然としての、人体の自然な事実を、そのまま率直に観察し、医学上の事実として認めることです。ところがこのような自然としての人体の事実が、医学上の正式の学識あるいは正式な見解として、テキストに明記される訳では必ずしもありません。


直接的には死体の解剖から始まるにしても、それに先立って、人体のあるがままの、外見上の事実を観察し確認しなければ、医学が正式に始まることは、本来はあり得ません。

現代医学の大前提となる認識とは、人体とはその全てが物質によって構成される物質存在であり、人体としての構造を有する物質構造物であるという、当時最先端の自然観です。

したがって現代医学としての、その始まりに当たって行われたと考えなければならない、人体の外見上の事実の観察は、物質存在としての、人体の観察ということになります。

これは私達の体を、あたかも人に手によって造られた塑像や彫像のごとく、一つの物体として、即物的に観察することです。

しかし生きる人体を即物的に観察するとは、一体、どのような観察を指すのでしょうか？もし行うとすれば、死体の観察でしかありません。生体を対象として行うのであれば、それはあくまで現実的には不可能な、想像上の観察でしかありません。

しかも仮にこのような即物的な観察が可能であったにせよ、あるいは死体を観察したにせよ、その無意識の前提として、実際には現実に生きる周囲の人々や自分自身の姿が存在し、また脳裏を去来します。したがって人体を物質存在としての観察のみに、極力留めようとしても、自《おの》ずから既に認識している、人体の自然な姿を完全に払拭することは出来ません。結果として、暗黙の内にも、人体の自然な事実を認めざるを得なかったことになります。

さらに解剖に先立つ、そのような自然観察の結果が、医学の正式の知見として、医学テキストに詳細にわたって具体的に明瞭に記載されるわけではありません。

このように考察して来ると、現代医学の始まりに当たっては、人体の自然観察を正式に行うことがなかったのではないかという大きな疑念が生じて来ます。なぜならば私達人間あるいはその生存の実質である人体とは、ホモ・サピエンス・サピエンスという動物であり、生物であり、自然そのものであり、自然存在です。ところがこの自然という観点からの後述するような、自然観察を行ったという形跡を認めることができないからです。そこで現代医学は、死体を直接解剖することから始まり、これに続いて直ぐに物質次元での究明に移行して、今日まで発展して来た医学です。

そこで本来であればその前提となるべき、人体（生体）そのものの、外観上の事実の自然観察の一例を、次に簡単に述べておきたいと思います。

一般に人体を、五体と呼ぶことがあります。大きく見れば、私達の体は、全身が皮膚に覆われるとともに、頭、首、胴体、および手と足の五つの部分に分かれます。

頭の前面は顔と呼ばれ、眼、耳、鼻、口があり、皮膚を含めて、これらは全て感覚を司る器官であり、それぞれ視覚、聴覚、嗅覚、味覚、触覚を担当します。もちろん動きを生じる時は、これらは運動器官としても機能します。胴体の前面は胸と腹、後面は背中と腰臀部に分かれます。胴体の上端部の左右の肩からは、両手が伸び、胴体の下端部は、股関節を介して、左右の足に繋がります。

皮膚の一部は髪の毛や爪が生え、また人体の内側に向かえば、各種の粘膜に移行して、内部に連絡します。ちなみに外側からは見ることができない、その内部には、外観と密接に連絡し関連しつつも、全く異なる、何らかの構造が存在すると推測されます。この内部の構造が、解剖という手段によって、直接明らかにされることは、既に述べた通りです。

人体の外部のほとんどが感覚器官、運動器官として働きます。その他に口や鼻などの摂取器官、尿や便などの排泄器官、男女それぞれの生殖器官などが備わっています。

外観に表われる、これらの人体表面（体表）は、その生存環境である外界に対して、直接交渉する場ないし器官として機能します。

このような人体のありのままの事実を、何らかの形で認めないことには、どんな医学も、成立することと自体が不可能です。

ところがこれらの人体の自然な事実が、医学としての正式な知識として、積極的に明確に記載され、活用されるとは限りません。繰り返し述べている通りです。

その理由を改めて忖度すれば、次のような理由を挙げることができます。

これらの自然の事実とは、私達自身のことでもあり、改めて語るまでもない、余りにも当たり前の事実であるからかも知れません。しかも図や写真などを使えば、簡単に済んでしまうことです。

さらに一旦その科学的医学的な探究が始まってしまえば、人体の自然な事実は、これから究明しなければならない、未知の研究対象に、直ちに転じてしまうことにあります。そのような場では、自然としての人体の事実は、一種の暗黙の了解のみに堕し、口の端に上ることすら、その機会を失ってしまいます。

しかしその最大の理由は、何よりも現代医学が、人体を対象としながらも、その自然の事実を積極的に語る場ではないことにあります。自然の事実はあくまでも、その前提でしかなく、また暗黙の了解でしかなく、学問上その細部を求めて、物質的なメカニズムのみを開示する場であるからです。

さらによく考えてみれば医学の目的は、大前提となる、人体という自然の事実そのままを、医学上科学上、つまり物質上あるいはその現象上正しい事実として、改めて直接証明し直すことにあるわけでは必ずしもありません。

もちろんその成果が、自然な事実の直接的間接的な証明に、そのまま該当する場合もあるでしょう。

しかしむしろ自然の事実（病的な異常なども含む）を可能とする、物質上のメカニズムを具体的に明らかにする学問であると、表現する方がより相応しいでしょう。なぜならばこれらの成果によって、物質構造物である人体に対して、物質次元で直接介入することによって、その異常などを除去し、是正することが可能になるからです。

その結果、臨床上、病人に対する診断方法や治療方法が、飛躍的に向上し発展することが可能になりました。

したがって学問という分析的に細部を求める立場から、人体の物質上のより微細なレベルでの研究と、その結果の観察と、これらの学問的な成果の記載のみが、遥かに優先されます。現代医学はそんな考え方の中に、もの凄いスピードで発展しています。

そんな中では、早い話、大前提であった、自然な事実の観察などはさて置かれ、等閑視され、結局は忘れ去られてしまうことになります。むしろ暗黙の了解である限り、非学問的非科学的な話と無視され、邪魔者扱いされるのが落ちでしょう。

このように人体が物質構造物であり、物質存在であることも確かです。

ところが人体が純然たる機械であるかと問われれば、やはり首を縦に振るわけにはいきません。なぜならば人体とは物質存在ですが、改めるまでもなく、自然界に生存する生物であり、自然存在であることも明白な事実であるからです。機械とは異なり、私達人間の手で人為的に造り出された、人工物では決してありません。

なぜこのような乖離が生じるのでしょうか?

古代漢方医学という、別の医学を念頭に置いて、医学としての原点とその成立を比較した時、改めて気が付くことがあります。

それはそこに医学の大前提となる、自然観という、大きな命題が横たわっていることです。この自然観こそが、人体をどのような角度から観察し、調査するかという、医学の大前提を決定します。

現代医学は人体が物質によってのみ成立するとする、唯物論という、近現代的な自然観に立脚する医学として始まりました。

第四項　医学の大前提となる自然観

自然観とは、私達が存在する、この宇宙という現実世界を、どのように把握するかという考え方のことです。

私達人間も医学も、この現実世界の出来事です。医学を新たに創造する場合、その時代その地域に固有の自然観が、その大前提として作用します。

その自然観に従って、人体をどのような観点から、具体的に調査し追究するか。その結果どのような観点から、医学を構築するかという、医学としての全体観ないし基本的な方針が決定されます。このような大前提となる認識無しに、医学を始めることは不可能です。


現代医学の根拠となる自然観は、十七世紀の科学革命の時代に勃興した、唯物論です。

唯物論とは、この現実世界の全てが、例外なく、物質という素材によって、根源的に構成されるという認識のことです。

唯物論に基づいて、特に動作を有する物質構造物の仕組みを解明する場合、その考え方と手法を機械論と呼びます。

自然から産み出される人体も、人為的に造られる機械も、この現実世界に存在する以上、その全てが物質によって成立します。それ以外の要素を認めることはありません。したがって両者は共に純粋に物質存在であり、物質構造物という点で全く同一です。

この観点から人体を、機械と全く同様に取り扱うことが可能になります。その結果人体を機械の場合と同様の方法によって、その仕組みを解明することができます。

この観点に立って物質構造物という点から見れば、生体も死体も、同一の人体であり、同一の物質構造物です。

したがってその解明の第一歩として、死体を解剖し、人体そのものの形態、即ち構造が肉眼的に調査されました。その直ぐ先には、より微細な構造の解析や、さらに生理学や生化学などによる、物質レベルでの機能や現象などに関する究明が控えています。

実際にそのように、今日まで発展を遂げてきました。

以上人体を純粋に物質存在として捉え、物質構造物として扱うという、機械論という考え方について簡単に述べました。

なおここで付け加えておきたいことがあります。

機械の仕組みを追究する場合、機械を構成する構造（形態）と機能については、既に述べた通りです。

ところが構造と機能の二つだけでは、機械は成立しません。

なぜならばこの両者だけであれば、機械は動くことが出来ないからです。機械として、その機能を発揮するためには、この両者だけでは不足です。

そこでここにもう一つ別の要素である、第三の要素、エネルギーが登場します。

機械がその存在意義である、その機能を発揮するためには、個々の機能を担う個々の構造（構成要素）と、これらの構造を作動して、その機能を発現する、エネルギーが不可欠です。

結論として、機械を代表とする動的な物質構造物は、次の三つの要素を不可欠として成立します。

一．機能　　二．構造　　三．エネルギー

もちろん人体においても同様です。

現代医学的に人体を解明するとは、人体における、これらの三大要素である、機能と構造とエネルギーを明らかにすることです。

以上、現代医学が立脚する自然観について、簡単に述べました。

しかし私達自身である人体が、生物であり、自然そのものであるという自然観は、時代を越えて成立します。

そこで次に自然という観点から、自然としての人体を対象とする、もう一つの自然観察について述べたいと思います。

なお私達現代人が、古代医学や人体に関する古い考え方などを検証する場合、現代医学と現代的な認識に基づいて行われることは、改めてお断りするまでもありません。

第二章●人体の観察

現代医学も、人体のそのままの事実を、全く無視する訳ではありません。なぜならば医学が人体の事実から出発するからです。しかし医学以前の、一種の暗黙の了解としてのみ、活用されることになります。

ところが外観上の人体の自然観察は、人体自身に即して行う、現代医学が行った即物的な観察に留まりません。もっと他の角度からの、様々な観察があります。

ちなみに観察とは、そのままの事実を、私達自身が客観的に認識し確認することです。客観的にとは、文字通り、誰の眼にも明らかなという意味です。私達の存在の実質である、人体そのもの、つまり私達自身が本来有する、視覚を中心とする五官という認識器官によって、誰でもが、直接確認できるという意味です。

そういう五官感覚の身体的な認識の上に、皆が客観的に認めるという点が加味され、理性的な判断にも合致して、改めて客観的な事実として認められることになります。

ここで人体の外観上の主な自然観察として、次の六つの観察を取り上げてみたいと思います。

一．人体自身をそのまま直接観察する
二．全身の動きそのものを観察する
三．日常生活との関連から観察する
四．自然との関連で観察する
五．人体状態の良し悪しに関する観察
六．自然界の推移との関連で、人体を観察する

第一項　人体の自然な姿全体を観察する

ここでそれぞれの具体的な観察に入る前に、自然としての人体の姿、言い替えれば私自身の自然なありのままの姿について、述べておきたいと思います。

私達人間は、赤ちゃんとしてこの世に誕生して以来、私達の生きる姿は、知らず内に年々変化して行きます。

その後成長し発達していく姿も、やがて老齢化していく姿も、皆、私達の生きる姿そのものです。

しかしこの一生をかけての仕組みは、最初から余りにも大きなテーマであると言わなければなりません。

そこでまえがきにも述べた通り、私達自身にとってより身近な、一日の生きる姿から始めたいと思います。

私達が一日をどのように生き、日々をどのように過ごしているか。私達の一日の姿を、改めて見詰め直すことにします。

なおここでは、生殖活動（性に関わる活動）を除く、男女に共通する基本的な姿、生物としての生存の実態を対象とします。


「私達人間は朝太陽が昇れば、目を覚まして起床する。昼間は体を使って、仕事やスポーツなど、動きながら過ごす。夜半になれば疲れて体を休め、眼を閉じて眠りに着く。翌朝再び目を覚ますと、前日までの疲労から解放され、起床して、次の一日が始まる。

このような日々を繰り返しながら、一日一日を積み重ねて、それぞれの一生を過ごす。

また空腹になれば動く元気がなくなり、逆に食べれば空腹が解消するとともに、元気が出て来て再び動き回り活動する。

その結果疲労が生じる。

この疲労は食べたり飲んだりしても、消失することがない。入眠直前に大食したり、あるいは睡眠中に点滴やチューブで体外から栄養を大量補給したとしても、睡眠時間が明らかに短縮したり、睡眠そのものが不要になるという事実は存在しない。

しかし十分眠りさえすれば、疲労は確実に消失する。

また気が付かない内に絶えず呼吸し、時には汗をかく。また飲食の他、排尿、排便などの生理機能が、随時行われる。」


以上は日々を過ごす私達人間の、古今東西、変わることのない、自然な姿そのものです。

このように私達人間の普段の当たり前の姿とは、そのままその実質である、生きる人体そのものの姿に他なりません。


そこで私達の普段の姿を通して見えて来る、人体の一日の具体的な姿から、人体の自然な仕組みの概要について考えてみます。

まず昼間行動などに使われて、疲れた人体、つまり行動によって劣化した人体自身の状態（内側の全身状態、人体状態）が、夜毎の睡眠によって、翌朝には最高の状態にまでリセットされることが分かります。

この自然な仕組みを一言で表現すれば、次のような仕組みであることが理解できます。

「人体の自然な仕組みとは、昼間の行動がもたらす、人体自身の劣化の直接の原因となる疲労困憊状況を、翌日に持ち越すことなく、その日の内に解消しながら、日々、一日一日を元気溌剌快適に過ごして、その人生を生存し続ける仕組みである。」

さらにこれらの仕組みから、次のような疑問が生じて来ます。

「昼間行動時空腹になれば、動く元気がなくなり、しかし飲食をすれば、再び動く元気が出てくる。ところが活動し、一日を過ごせば、疲れが生じ、夜は眠らなければならない。この事実は昼間眼を覚まして、動きながら一日を過ごすことによって、その間に、体そのものが消耗することを示す。この消耗が疲労として表現される。このように行動にとって疲労とは、人体としての質が劣化することを表わす。

このことは昼間覚醒時の行動が飲食物から入手されるエネルギーと、朝は疲労を有さない最良の人体状態（あるいは人体自身）という、二つの要素を同時に消費することを意味する。しかも一度発生した疲労を除去するためには、眠るより他に方法がない。

つまり飲食物には疲労を除く力がない。

これらの一連の事実は、人体の仕組みが疲労を中心に二面性を有することを、自《おの》ずから物語るものではないだろうか？」

人間の存在の実質とは人体であり、人間は端的には、人体として存在し生存します。

人体とはホモ・サピエンス・サピエンスという動物であり、生物であり自然そのものであり、自然界に生存する自然存在です。

他方で人体はその全てが物質によって成立する、生物としての物質構造物でもあります。近代以降、物質構造物という観点から、人体の仕組みが構造論的に、大きく解明されて来ました。

このように人体とは物質存在であるとともに、自然存在でもあることも間違いのない事実です。したがって人体の全てを知るためには、少なくとも物質ならびに自然という両者の観点から、その実態に迫る必要があります。特に現代においては物質存在の立場のみに拘ることなく、むしろもう一つの自然存在という観点をも、積極的に併用して行けば、人体引いては私達人間の実態の探究に大きく、拍車が掛かることは間違いありません。

このことに気が付けば、続いて次のような発想が生じてきます。

「人体が物質存在かつ自然存在であるという、この二つの側面に同時に着目すれば、これまで明らかにされることのなかった、自然としての、人体の自然な仕組みを解明することができるのではないだろうか?」

ここから様々な観点から、人体という自然存在の観察を行います。

第一番目の、一応静止した状態にある人体自身の直接的な観察については、既に述べた通りです。現代医学がその始まりに当たって、暗黙の内にも行ったとせざるを得ない、人体の自然観察です。

第二項　人体は前上方向きに成立する―全身としての動き

これに対して動く人体の観察と形容する場合は、人体自身、つまり衣服を脱いだ裸の姿に関する、直接的な観察だけではありません。

この観察の中には、衣服の着脱に拘ることなく、私達の普段のありのままの姿に対する観察が含まれて来ます。むしろ後者の姿である、衣服を着た私達の日常の自然な姿こそが、主たる対象となって来ます。

自然な姿としての動く人体の姿には、人体自身の姿だけではなく、以下に述べるように、観察する角度に応じて、多種多様な自然な姿があります。ここで意味する自然な姿とは、全身として生きる人体としての姿であり、また生物としての生理機能の発現あるいは生理現象あるいは人体そのものの形状に他なりません。

したがって動く人体を観察する場合は、静止した場合に比べて、人体としての形状だけではなく、その機能がより重視されます。

ここではそれぞれの関節を中心とする、個別的な動きではなく、人体全体の大きな動きに着目します。

動く人体自身の観察には、次の二つの観察が含まれて来ます。

一．人体自身の前後の観察

二．人体全体の形としての変化の観察

まず第一に、人体全体の動きを見た時、外観上、その前と後では完全に違うことを挙げなければなりません。

その前も後も同じ人体の半分同士であり、同じ輪郭を共有しますが、それぞれのより具体的な形状を比較するまでもなく、前後は明らかに異なります。また形状だけではなく、その働きが全く相違します。

私達は前で見聞きし、また呼吸し、ご飯や水などを摂取し、読書したり働いたり、様々な活動に従事します。これに対して後は主に前を支えたり、体全体を維持したりする場として作用します。もちろん時には、荷物や小さな子供などを背負うこともありますが、全体から見れば、これらは限られた行為に該当します。

このように人間が能動的に何かをする時、前がその行動の場であり、後はこれを支持し維持する場として使われます。

以上をまとめれば、人体は前後に大きく分かれ、全体として前向きに出来ていることが分かります。

第二は、人体全体としての形が絶えず変化しますが、主として上半身で行動し、下半身で支持し維持します。

この全体としての形には、立ったり座ったり、かがんだり、寝たりする姿や、横向き、上向き、ひねった姿など、多種多様な各種の姿があります。

この中から特に立位や座位など上体を起こした姿と、上体を床に着けて寝転んだ姿の、二つの姿に注目します。前者は、何かを積極的に行う行動状態であり、後者は、むしろ積極的な行動などを放棄して、同じ活動でも、休息や睡眠に転じた、非行動的な状態として捉えることができます。

また呼吸や飲食など、体外から摂取する場合は、上方で行います。その反面で排尿排便などの排泄行為は、下方で行います。

また思考や判断、記憶などの精神機能は、最上方頭部で行い、排泄や生殖、歩行など、人体自身に密着する行為は、下方腰下肢を中心に行います。

以上の両者を合わせると、私達は全身の前面上半身（前上方）を中心に、様々な人間としての行動に積極的に従事します。一方で後面下半身（後下方）を中心に、全身を支え維持します。

第三項　人体の三つの行為―日常生活との関連

日常生活との関わりから、私達の姿を見れば、一日に行う、私達の各種の行為は、次の三つの活動や行為に集約されます。

一．生存（生存行動）―生存に直接関わる
二．生活（生活行動）―生存に間接的に関わる
三．創造（創造行動）―生存に関係なく行われる

私達人間が、普段行っている行為や現象を、ここでは広く活動と呼ぶことにします。これらの活動行為を、人体という視点から捉えると、例えば次のような、三種類の行動や行為、あるいは現象に分けて考えることができます。（ただしその身が、安全に護られていることが前提です。）

一つは飲食や排泄など、人体自身を維持していく上での、人体自身に即した、直接的な行動があります。

次にこのような行動を可能にするため、その前提となる、必要な物質を獲得し準備する行動があります。

最後にこのように人体自身を維持することから離れて、人体に関係なく、むしろ人体を行使する形で行う、人間としての独自の行為があります。仕事や労働や遊興などの他、芸術や学問、あるいは政治経済など、文化や文明を産み出す、創造的な行為です。人間のこれらの自由な行動の中から、これを特に創造あるいは創造行動と呼ぶことにします。

一番目の生存あるいは生存行動は、人体自身が本来固有に有する、生理的反射的あるいはいわゆ

る本能的な行動に該当します。

具体的には飲食、排泄、呼吸、発汗、睡眠などの、人体自身の生理現象であり、これらに連動して行われる、一連の生理的な行動です。これらの現象や行動は、人体自身の生存に直結します。外観上正常に生存することは、これらを中心とする、生存に関わる生理現象が順調に行われることです。


二番目の生活あるいは生活行動を具体的に言えば、主として衣食住を確保するという行動に該当します。

この内、食は飲食という行動を指すのではなく、その対象となる飲食物を獲得するための買い物や調理などの行動や、食事をするための食器や食卓の準備などが含まれて来ます。飲食という行動が可能であっても、その対象となる飲食物が存在し、飲食できる環境を整えなければ、飲食が成立しません。

同じように衣とは衣服類などを確保する行動であり、衣服によって、外側からの寒熱や外傷などから、人体自身を保護し、また身繕いします。

住とは人体を安全に保護する場となる、住居を獲得し整備することです。

これらの衣食住を獲得する行動は、前述の生存（生理現象）に直接関わる行動ではありません。しかし生理現象を遂行する、これらの生存行動が可能となるためには、その前段階の準備として、これら衣食住という一連の生活行動を欠かすことができません。いわば生存の前提条件を確保して、生存を間接的に支持する役割を果たします。

この生活行動をより一般的に言えば、私達の普段の、いわゆる生活そのものに、ほぼ該当します。

原始的な暮らしでは、衣食住を始め、全てを自分達自身の手で、獲得しなければなりません。その後社会や文化や文明が発達する過程で、自分自身で直接農耕をしたり、魚を獲ったり、機を織ったり、衣服を縫ったりすることがなくなって行きました。

それに伴いこれらの自《みずか》らの生存の前提条件を、自らの手で、直接確保するという認識も後退して行きます。そうでなくても、生存そのものも、生存行動も、これらの生存を中核とする生活行動も、必然的に行われる、毎日の当り前の姿です。しかもこの世に生まれ落ちれば、誰もが、成長と共に見様見真似で、何時の間にか身に付けてしまう行動です。したがって生存そのもの、生きることそのものに対する認識が、何時の間にか希薄になって行きます。

特に現代の都会生活では、そのような認識や原型を、ほとんど留めることがありません。これに代わって、社会の中で働き、金銭を得るという行動が主体となりました。これを「生計を立てる」と表現します。したがって現在の社会では、多くの場合、生計を立てることが、自分の人生を生きる上での、最低の要件となります。

けれども改めて生活の実質である、衣食住とは何かを考えてみると、その最低限度の必要性が、自分自身である、人体そのものを維持して生きること。つまり生存していくことであることが良く理解できます。より現実的には生存に必要な、各種の物質や条件を、日々具体的に獲得する行動です。

また衣食住に関わる物質の獲得だけで、全てが完了するわけではありません。獲得した物資を、例えば直ぐに飲食できる形や状態に整えるなどの、様々な作業や仕事が含まれて来ます。具体的には、料理、洗濯、掃除などの家事が含まれて来ます。

以上のように、一般的に生活と呼ばれるその主体は、生存行動という、私達自身である人体そのものに対する、自律的な生理現象を前提に成立します。

さらにこれらの生存に直接的間接的に関わる、二種類の行動、生存行動と生活行動の他に、私達人間には、これらとは全く関係なく行われる、もう一つの生きる姿があります。

おそらく一般の動物においても、これらの体自身の要求から解放されて過ごす、言わば自由な時間があることが推測されます。これらを仮に自由な行動とします。

特に人間においては、この自由な時間を中心に行われる自由な行動の内、人間本来の自主的な行動、即ち創造的な行動が強調されなければなりません。

この創造行動は、他の動物に認めることができない、人間独自の行動です。

人体自身の維持存続のため行う行動ではなく、むしろ人体がその全身を使って行う、能動的かつ自主的な行動であり、人間としての本来の行動、即ち「創造行動」です。これが人体が司る行動の内、最後の三番目の活動行動です。

直立二足歩行や、火や道具の使用、言葉などとともに、人間だけが有する、心と頭による精神的な行動です。人間が動物と決定的に異なる点として強調されます。これらの人間性の発露、中でも創造行動によって、高度の文明や文化が築かれて来ました。

この活動行為は生活行動の中にも発揮されますが、人体の生存や生活に直接関わるとは限りません。むしろ人体自身を維持することから離れ、人体を行使することによって、行われる行動です。その結果、生存行動や生活行動を度外視したり、時には妨げたりすることがあります。また人体全体を使って行われる為、人体自身を高度に消費し消耗すると言えます。


しかし人間だけに可能な行動です。

衣食住を確保するという、生存の条件を整えていく中で、このような創造的な行動が自然に加わることによって、生活行動の中にも工夫が生まれて来ます。このような創意工夫が重なっていく内に、生活に様式が生じて、日常の生活習慣として定着して行きます。そこに美的な要素が加われば、独自の文化が生まれて来ます。文化が形成されて行く中で、大きな原理原則や、新しい認識や手段が生まれて来ます。さらに現実世界を大きく変えて行く力が生み出されることによって、文明が始まります。

これらの文化や文明によって各種の産業が創出され、地域や国家や社会が成立し、学問学術、芸術芸能、宗教や哲学、科学や科学技術などが創始されて、今日まで発展して来ました。

このような人間の創造行動にとって、生存行動と生活行動がその大前提であることが分かります。このかりに毎日が生存と生活だけ費やされるとすれば、人間としての能力を、ほとんど発揮することのない生き方ということになってしまいます。しかし人間である以上、そんなことはあり得ません。

以上のように人間の行動を生存行動、生活行動、創造行動の三つに分けて考えることが可能です。この三者の内、生存行動、生活行動は、もとより人間の行動ですが、いわば生物としての必然的な行動とみなすことができます。

これに対して最後の創造行動は、生存行動、生活行動においても発揮されます。しかし文化や文明という点から見れば、人体の行動の中でも、人間だけに可能な特別な行動として認めることができます。もし人体に人体としての強調すべき生存の意義があるとすれば、昼間活動する、これら三者の姿の内、特に最後の創造行動をもって、人体の真の生存の意義とすることが可能です。

少し横道に逸れますが、私達それぞれの生き方在り方、生活は、それぞれに与えられている、その生存環境である自然の状況によって、必然的に異なって来ます。つまり自然が織り成す風土によって違います。例えば砂漠地帯と、河や海沿いの地帯、あるいは山岳地帯とでは、その生き方考え方が、自ずから異なってくることは避けられません。

この風土に合った生き方が、それぞれ固有の生活様式を産み、文化や文明を産み出すことになります。このように生活や文化とは、それぞれに与えられた生存環境における、本来はそれぞれ独自の、生きていく上での、様々な行動や考え方に他なりません。

人体が自然である以上、人体には人体が自然として、本来有する、生きていく上での理《ことわり》、つまり生理、人体の内外の正常な仕組みが存在します。

これらの人体の内外の全てが、人体の生理機能の表れであり、生理現象です。ただし日常生活で一般に使われる生理現象という言葉は、これらの内側の様々な機能が、外界と直接交渉する形で、体の表面に表われる姿を指す場合が多いと考えられます。

外から見れば、体の内側で起きている、様々な生理現象とは、外からは見ることができない、生存そのものの営みであり、生存を司る機能として捉えることが可能です。そこで内側の姿が外側に表われる生理現象、飲食、排泄、呼吸、睡眠などが、生存に直結する姿として扱われます。そこでこれらの生理現象を円滑に維持することが、生存を維持することに繋がります。その結果、これらの生理現象を維持することが、生活の根底を形成します。

先ず生存することが大前提であり、これを可能にするために、次のステップとしての生活を、日々確立しながら生存します。

一般的にはこれらの生存と生活によって日々整えられた、ある一定以上の良好な人体の状態の上に、人間としての自由な創造的な個性的な、様々な人間の活動が可能になります。

以上のように、人間つまり人体の普段の活動や行動を、生存・生活・創造の三つに、大きく分けることができます。

第四項　快食快眠快便—自然との関連

生存行動によって果たされる、主要な生理現象は、次の五つです。
これらは人体の内側から、体表に表れ出て、行動の対象となる生理現象です。
一．飲食
二．呼吸
三．発汗
四．排泄（大便、小便）
五．睡眠

生理現象とは、自然存在としての、体自身が本来有する、自律的な機能です。

生命ある存在として生きて存在するために、自《おの》ずから自分自身に表われ出て来る現象であり、一般に生命現象などと呼ばれることがあります。命の営みの表われであり、もちろん自然な仕組みのことを指します。


水を飲まなければ、喉が渇きます。

喉の乾燥を何時までも、我慢するわけにはいきません。その限度に近くなれば、いつの間にか血眼になって、水や飲み物を探し求めます。

また何も食べなければ、自然にお腹が空きます。まれには急激な空腹感に襲われて、その場にへたり込んでしまうこともあります。お腹の芯から、全身の力、動き回る為のエネルギーが枯渇するからです。空きっ腹では、体に力が入らない。食べなければ動き回る、元気が出ない。次の行動に移る為には、何としてでも、一口でもいいから、食べなければなりません。

呼吸に至っては、想像するだに、息苦しくなってしまいます。深呼吸や、呼吸を長くしたり短くしたり、調整することは可能です。しかしいつの間にか、体自身の要求のまま、自然に任せてしまうのが普通です。

発汗は純粋な生理現象です。精神状態で左右されることもありますが、発汗自体を、普段から意志の力で、調節しているわけではありません。時には大汗をかいて、汗を拭わなければならないこともあります。

排泄行為も基本的には、待ったなしです。

大小便は、少し我慢することができないわけではありません。しかしいずれは、トイレに行かなければなりません。粗相のないように、慌ててトイレに駆け込むことも、珍しいことではありません。発汗なども含めて、排泄という生理現象並びにその行為は、生存していく上で、飲んだり食べたり、体内に摂取した物質が、余剰の物質となって、体外に戻される姿として捉えることが出来ます。

睡眠も眠気が生じて来れば、同じことです。どんなに我慢しても、朦朧と襲ってくる、睡魔に魅入られてしまえば、さながら崩れ落ちるように眠り込んでしまいます。

もちろん眠気を堪えることが、できない訳ではありません。また目立った眠気の有無に関係なく、眠ることが出来ないわけでもありません。しかし本来は体の内側から、自然に生じて来る、自律的な現象であり生存行動です。

以上のこれらの生理現象の内、発汗と呼吸は、ほぼ純粋な生理現象そのものです。

この二つを除けば、他の行為は、内側から催して来る、生理的な欲求や衝動、つまり生理現象が先に兆します。その欲求を解決する為に行う、いわば生理現象に伴う、生存行動です。（呼吸も息苦しくなれば、同様です。）

これらの主要な生理現象や、これに伴う生理的行為は、人体として生存するために、必然的に生じる、生きる姿そのものです。人体自身の自律的な機能であり、自然としての人体に、本来備わった自然な姿であり、自然としての仕組みです。

これらの行動や現象は、このように恣意《しい》的な側面がないわけではありません。

しかし普通はそれ程に改まって、行う行動ではありません。今から行うぞという、強い自意識が働いて行う姿では決してありません。体にとっては自然な欲求であり、これに伴う人体の自然な姿であるからです。

飲食も呼吸も排泄も睡眠も、全てが、人体が人間として行動し、活動する為の、それ以前の問題として把握できます。その大前提としての、自然な振る舞いであり、必要不可欠な現象であり行動です。

したがってこれらの生理現象が、人体としての生存状態、即ち人体全体の状態がどの程度良好であるかを示すことになります。いわゆる健康のバロメータとして捉えることが可能です。それを端的に表現する言葉が、「快食快眠快便」です。

これらの生理現象ないし行為の内、生存環境である自然界に、より直接的に依存する人体の姿とは、飲食・呼吸・排泄・発汗の四つです。

この四つの行為は、前に述べたように、人体自身を養い、維持していく為の行為です。人間はこの世に生を享《う》けた以上、一人一人が、各自自《みずか》らを生きていかなければなりません。生きることとは、何はともあれ先ず、自分自身の存在そのものである、自分の体、人体を自らの力で保護し、かつ維持して、その生存を保持していくことを意味します。

身の安全が確保された上での話ですが、その中核は生物としての、人体自身を養うことにあります。

なぜならば人体は水分（六十六％）、蛋白質（十六％）、脂質（十三％）、糖質（一％）、および微量元素（四％）から構成されています。これを元素で言えば、酸素（六十三％）、炭素（二十％）、水素（十％）、窒素（三％）、微量元素（四％）となります。人体を構成する、これらの全ての物質は、それぞれの場に応じた寿命を有します。腸の絨毛細胞などは、絶えず入れ替わります。人体全体で見れば、数年あるいはそれ以上の年数をかけて、その全てが入れ替わるとされています。つまり人体自身が物質的に、経時的な劣化を受けながら、かつ消費されながら生存を維持することが分かります。そこで体を維持していくためには、体そのものの原材料となる、新しい物質を、絶えず補充しなければなりません。この点からも人体とは、確かに物質存在に違いがありません。体外から摂取する飲食物は、体全体を動かすエネルギーの原材料になるとともに、このように人体自身を物質的に維持する原材料としても使用されます。

以上のように古い物質と新しい物質が交代することによって、人体自身が維持されて行きます。人体の内部では、このような新旧の交代（新陳代謝）を始め、物質が他の物質に変換される、様々な物質代謝が行われています。これらの原材料として、日々新たな物質が必要です。

この原材料となる物質の全ては、飲食物として、直接人体の外から、つまり生存環境である自然界から、直接入手する他に方法がありません。このように日々の飲食という生存行為と、これを支える生活行為によって、私達自身である人体そのものの、継続的な生存が可能になります。

またこれとは別に大気からの酸素や日光等が必要であり、人体自身が自然存在であり、生物であり、その生存環境に、全てを依存して、必要な物質を獲得しながら生存することが、改めて理解されます。

その入手する直接的な行為が飲食であり、空気を取り入れる呼吸です。

ところが息を吸えば、吐かなければなりません。飲食物も同様です。その結果体にとって、不要な物質を体外に戻すための、呼気、大小便、発汗などの排泄という行為が、これらに伴うことになります。

このように飲食物は、人体を構成する物質の原材料となります。また体を動かす上でのエネルギー源となり、エネルギー代謝に使われます。

呼吸運動とともに体外から入って来る酸素は、エネルギー源そのものではありませんが、エネルギー代謝に欠かすことができません。

このように体に必要な物質の全ては、体外から体内に摂取され、体にとって不要な物質、余剰の熱も含めて、体内外に由来する全ての不要物質は、体内から体外に排泄されなければなりません。

このように自然界からその生存の資の全てを得るため、人体は自然界と、このような物質交換を行いながら、自分自身を維持していきます。

生存に伴って交換される物質の内、体外から体内に入って来る物質を、ここでは摂取物質、体内から体外に出て行く物質を、排泄物質と呼ぶことにします。

これらの行為が、必要な摂取物質を体外から体内に取り入れ、不要な排泄物質を体内から体外に排出するという、人体の生存の維持にとって必要不可欠の、一連の行為であることが理解されます。

摂取物質が体内で利用され、最終的に排泄物質に転化して行く過程が、体内における各種の生理現象であり、より微細なレベルでの物質代謝です。

以上を人体が物質構造物である点から表現すれば、生存環境である自然界と物質交換を行うことによって、絶えず構造（全ての構成要素とその相互関係のこと。形態を含む）を正常に維持し、かつ構造を作動するエネルギーを導入しながら、その機能である人間としての全てを発揮しつつ、日々生存することを意味します。

したがって人体には、このような生存の実態に対応する、人体としての仕組みが、その内部に存在しなければなりません。

飲食、呼吸、排泄、発汗などは、全て自然界と物質を交換し、物質の移動を伴う、目に見える現象です。その為、その生理上、仕組み上の意義、つまり生理学上の基本的な意義が明らかです。

ところが睡眠の場合は、そう簡単にはいきません。目に直接映る物質の移動などを伴わない現象であるからです。この点だけを見れば、生理的な意義が不明ということになります。

そこで睡眠については、改めて考察し直さなければなりません。

第五項　空腹と疲労―人体状態の良し悪し

以上生存環境である自然界と、人体が直接どのような関係をもちながら、生存するかについて述べて来ました。

次に人体が生存する上で、どの程度良好に生存するかという、人体の生存状態の良し悪しが問われます。生存の質を意味する人体の生存状態、人体全体としての質（人体の質）の良し悪しです。

これを〝人体状態〟とします。ここで使う人体状態とは、一般に使われる、健康状態という概念よりも、もっと広い考え方を示します。

なぜならば自分自身を養い維持して、自ら生存して行くためには、生活を含め、この生存の条件を自ら獲得し整えるための、行動や思考や判断などが必要になるからです。

そのためには自分自身である、この人体そのものが、人体として単に存在するだけでは十分ではありません。これらの行動や思考などを可能にするに足るだけの、十分に良好な状態に維持されていなければなりません。

私達は生存を確保するために、日々生活します。人生を生きていく上で、衣食住を獲得することが、一人一人の最低の要件です。

衣食住を確保する場合、子供の頃や特別な状況の下では、他人に依存することができます。けれども本来は自分自身である自分の人体が、生存環境の中で動き回って、その原材料や物品を獲得しなければなりません。自分が生存するために、これらの生存の条件を整える行動を、適宜とらなければなりません。誰でも自らの力で生活し、自らの生存を確保しなければなりません。

何よりも自分自身で、日々、意識的に獲得しなければならない、摂取物質の第一は、何と言っても飲み物であり、食べ物です。昔で言えば、狩であり、木の実の採集であり、魚獲りなどです。日頃から、田畑も耕さなければなりません。何よりも幾つもの山越えをしてでも、険しい谷間を何回下ってでも、毎日、水を汲んで来なければなりません。

飢え死に、渇き死にするわけにはいきません。生きている以上、最低、自分自身である、この身

（人体）を維持していかなければならないからです。

このような生物として生存する上で、必要最小限度の行為である生活行動、ましてその先に位置する、生存の意義としての創造行動や人間の各種の活動を行う為には、自分自身つまり自分の体、その人体としての状態が、この行動や活動に耐え得る状態に準備され、整っていることが必要です。簡単に言えば、自由に動き回る体力や気力や判断力があることが要求されます。心身ともに元気があり、快適であり、自由に行動できることが、人間として生きる条件です。

人体がその本来の意義を、発揮するためには、疾病がないという意味での、健康であるだけでは十分ではありません。

その上に思うように動き、行動できる、十分な元気のある状態であることが必要です。元気とは、動き回る体力と気力のことを指します。気力は精神力とは異なり、多くの場合、体力の反映として表われて来ます。本書では疾病がなく元気がある、健康と元気の両者が揃った、快適で十分に行動できる人体状態を〝健全〟とします。

この場合の行動とは睡眠に対する用語であり、昼間目が覚めて、動き回っている時間帯の全ての行為を意味します。生存や生活や創造行動を含め、言動、思考など、睡眠以外の全行動のことです。また目覚めや起床、就寝や眠りに陥るなどの行為、つまり眠っている以外の全ての行動が含まれて来ます。

ここで人体状態を、たとえば次のように、簡略に大別することが可能です。

一．有病状態（非健全）

二．無病状態（非健全、健全）

行動に適さない人体状態の筆頭は、もちろん疾病に罹患した、有病状態です。これは明らかに非健全な状態に該当します。

有病状態にあれば、一般に構造に異常が存在します。時には機能上のみの異常や低下もあります。いずれにしても何らかの治療や手当てを要する状態です。

しかしこのような人体状態は、人体にとっての緊急事態を意味します。

同時に有病状態であっても、糖尿病や高血圧や脂質異常症など、ある程度の治療を受けている場合でも、現実生活に支障なく、健常者と同じように、毎日を送る人たちは大勢存在します。医療の適切なコントロール下にあるからです。

他方、このような有病時ではなくても、非健全な状態が存在します。

健全な人体状態とは元気で快適であり、かつ人体が蔵する、人間としての能力を十二分に、発揮できる状態です。換言すれば構造上正常であるだけではなく、機能上最良ないし良好な人体状態を指します。

無病状態であり、構造に異常を認めない場合であっても、思う存分活動できない、非健全な状態が存在します。なぜならば、機能は、常時変動するからです。

特に日常誰でも経験する、正常な生理的な日内変動の一環として、行動に適さない、生存の質の低い人体状態が存在します。行動したくても、動くだけの元気がない。立ち上がる気にもならないなどの状態があります。動く体力も気力も湧かない、非健全な状態です。

このような状態は、一見、健康とされる状態であったとしても、行動に対する人体としての機能低下を来たして、その健全度が低下した、非健全状態として把握することが可能です。

具体的には、次の二つです。

一. 空腹

二. 疲労

空きっ腹では、体に力が入らない。

立ち上がる気力さえも出て来ない。

またくたびれ果ててしまえば、ただだるくて眠たいだけ。何かを行う気力など、とうに消え失せてしまいます。

どちらも、働く意欲や遊ぶ意志がどこかにあったとしても、それに先立つ、動く元気や体力がない状態に追い込まれてしまいます。

人体の三つの行為の内、創造行動はもちろんのこと、生活行動も念頭から去ってしまい、とりあえず最低の生存行動のみに突入するしかない状態に陥ってしまった状態です。

これらの状態に対して、空腹を解決する方法は飲食であり、疲労を解決する方法は睡眠です。

そこで健全な人体状態を維持していくためには、空腹と疲労を解消する、適切な飲食と睡眠が必要となります。

以上はいずれも、誰でもが納得できる、自然の事実に違いがありません。

次に飲食と睡眠のどちらが、健全性にとって、より有効であるか。より重要であるかを考えてみます。

どちらを優先すれば、よりスムーズに、次の行動に移ることができるかという問題です。

そこでこの両者を同時に必要とする、次のような状況を想定してみることにします。ただし水分の摂取は別です。

「空腹かつ疲れている人体状態」

この場合の空腹はお腹が空き過ぎてしまい、動く元気のない空腹状態とします。また疲れは、今すぐにでも眠りこんでしまいそうな、動く元気のない疲労状態とします。

どちらも積極的に行動できない、快適な身体感覚が欠如している状態です。

このような場合、飲食と睡眠のどちらが、体にとって、より有効であるでしょうか?

先ず眠ることを後回しにして、先ず食べたとします。

ところが食べることによって、疲れや眠気が急速に消失する訳ではありません。食べても直ぐに、むしろ食べながらも、眠り込んでしまいます。一口か二口、食べ終えるか食べ終えない内に、眠たさの余り、自分が今食べていることさえも忘れて、そのまま寝入ってしまいます。箸を持ったままそのまま、時には箸を落としながら、正体なく、眠り込んでしまいます。そうなれば空腹を満たす程に、十分に食べたかどうかさえも、判断することはできません。

次に食べることを後回しにして、先ず眠ったとします。

この場合空腹感の為に、眠れないことは、ほとんどの場合ありません。かりにそのため先に、一口食べたとしても、今述べたような結果になります。

いずれにせよ空腹を感じつつも、そのことも忘れて、そのまま眠り込んでしまいます。一旦ぐっすり眠り込んでしまえば、空腹が睡眠を妨げることは、まず起きません。あったとしても夢現の中の出来事でしょう。眼が覚めた時には疲れからすっかり解放され、以前にもまして快適な食欲が、改めて湧き上がって来るはずです。

これはどういうことでしょうか?

飲食は仕事などと違い、多くの場合、「食べるぞ!」という、強い自覚の下に、改めて行う行動では決してありません。そういう意味で、体にとって、ほとんど自然な行動であると述べました。

確かにその通りです。

ところが普通に食べ始めて完全に食べ終わるためには、「食べる」という、それなりの意志あるいは自意識が、食事が完了するまで途切れることなく、持続することが必要です。逆に食べるという意志や気持ちが無くなれば、自然に箸やスプーンを置いて、食べることを中断したり止めたりします。

空腹と疲れに伴う眠気が同時に存在する場合、眠る前に先ず食べようとしても、食べるという行動にとって最大の要因となる、この食べるという自意識そのものが、眠気つまり朦朧とした意識の中に吸収されて、直ぐに消えてしまいます。その結果食べながらも、あるいは食べているつもりでも、直ぐに食べるという自意識が失われてしまい、眠気だけが残って、そのまま眠り込むことになります。

このように最初は眠ることよりも、食べることを優先したつもりだったにもかかわらず、食べることは自然に放棄され、何時の間にか、睡眠に取って代わられてしまいます。

また空腹感そのものを堪えることが、全くできないわけでは決してありません。強烈な空腹感が、そのまま持続するわけでは必ずしもありません。場合にもよりますが、ある程度の長期間の断食や絶食は、必ずしも不可能ではありません。

これに対して、睡眠なしに、長期間を過ごすことは、まず不可能です。

以上のことから、食欲は、強い眠気や睡魔ほどの、強い生理的な欲求ではないことが判断できます。このように観察して来ると、人間として十分に行動するためには、空きっ腹ではいけない。しかし最もいけないのは疲労であるという話になります。

生存していく上で、食欲よりも、眠気つまり睡眠に対する欲求の方が、決定的に優先されます。これも自然の事実の一つです。

第六項　疲労と睡眠

空腹も疲労も、ともに体力が落ちて、思うような行動ができない状態です。

空腹の原因は、基本的に飲食が不足することにあります。

それでは疲労とは、一体、何でしょうか？

なぜ睡眠によってのみ解消するのでしょうか？

疲労はどのように生じ、どのような経過を辿るのでしょう。

睡眠と疲労の関係について、まずここから考えてみたいと思います。

朝日が覚めて動き回ったり、仕事をしたり、遊んだりしている内に、疲れて来ます。疲れは主に疲れたという、全身の倦怠感、疲労感などの体の自覚感覚、実感として表面化して来ます。

それ程気が付かれることはありませんが、一度疲れを感じたら、疲労はしだいに増大していくと考えられます。動けば動く程、行動すればする程、疲れは次第に蓄積して行きます。なぜならば夜に向えば向かう程、疲労が表面化して来るからです。このことは行動の程度だけではなく、目を覚ましていること自体が、疲れの原因になることをも示します。

仕事に専念すれば、なおのこと。何もしないでボーと過ごす時であっても、気がつかない内に、疲労は進行して行きます。

やがて欠伸が出て、肩や首などのこりに気付き、集中力が低下して行きます。

欠伸には軽い眠気を伴うことがあり、長い目で見ると、欠伸が眠気の前兆であることが分かります。

その内に活動や仕事、勉学などの効率が落ちて行きます。体自身の動きも鈍くなり、体がだるく重く感じて来ます。一日の終わりである夜間には、改めて欠伸が出て、明らかに眠くなります。睡眠の直前に至れば、改めて強い疲労を感じ、くたびれ果てて、大きな欠伸とともに、抵抗し難い、強い眠気に襲われます。ここまで来れば何かをしようとする、積極的な行動意欲も失せてしまいます。体も思うように動かなくなります。体も頭も言うことを聞きません。この睡眠直前の状態に至れば、そのままあっという間に、落ち込むように眠り込んでしまいます。そのため自分がそのような状態に、ただ今あると自覚されることはまずありません。

このような時にもう一度、仕事に集中し直したり、眠気を追い払ったとしても、眠気を完全に追い払うことはできません。

やがてもっと強い睡魔の誘いのまま、完全に正体を失い、深い眠りに陥ってしまいます。仮に徹夜したとしても、その直後には、これを補うだけの、否それを上回るだけの、質量共に十分な睡眠が必要となります。

真に眠くなれば、自分で自発的に横になる前に、気が付かない内に、その場でそのまま眠り込んでしまいます。

椅子にかけたまま、そのままの姿勢で。あるいは机に顔を押し当てたまま、正体を失ってしまいます。時には椅子から転げ落ちてしまうこともあります。そのまま床に倒れ込んだとしても、気付くこともなく、しばらくは身動き一つすることもありません。

このように自覚して横たわることもなく、そのまま寝転がってしまいます。蛇足ですが、転がった場所が地面であったり、床であったり、戸外であったりすれば、危険なこともあります。寒くて、風邪を引くこともあります。そして何よりも寝心地が良くありません。そこで毎日のことなので、睡眠の為の場所や方法が定まって、今のような睡眠の様式が出来上がったと考えられます。

眠たい時に、眠気を堪えながら過ごした場合、睡眠の必要度が、増減を繰り返しながらも、時間経過とともに高まって行きます。

そしてその必要度には、何らかの限界が存在します。なぜならば必要度が高まっていった結果、極度に高まった眠気に対して、最終的に不可抗力のまま、寝入ってしまうからです。

この極度に高まって、抵抗することが不可能な眠気を、日本語では〝睡魔〟と呼びます。眠気とは疲労の産物であり、疲労の最終的な姿であり、前睡眠状態です。ただし実感として感じる疲労感と眠気とが、並行して進行し、両者が感覚的に絶えず一致するわけでは必ずしもありません。しかし疲労と眠気の関係が表裏一体であり、密接不離であることは、疲労が十分な睡眠によってのみ解消すること。そして疲労が除去されれば、眠気も雲散霧消することから理解できます。

以上は人体の事実であり、自然な仕組みであり、日常の生理現象です。

そこで人体の生理機能の上から、眠ることなしに、人間が生き続けること。つまり人体が生存し続けることは、不可能であることが理解できます。

この事実は食べなければ動けないこと以上に、深刻な問題です。

疲れが溜まってしまった。頭も回らない。体も重い。それどころではない。とにかく眠たくてたまらない。

このように深い眠気となって、改めて顕在化した疲労を解決する方法は、眠る以外に皆無です。

睡眠とは果たして、自意識や意識を消失しただけの、単なる現象にしか過ぎないのでしょうか。

最終的に睡魔となって表面化する、極度の疲労を解消しなければ、その後の行動はもちろんのこと、単純に生存することすらも覚束ない。

あるいはひょっとしたら、それも叶わないかも知れないということです。

しかも疲労を解消する方法は、唯一つです。

睡眠を措いて、他に手段は一切存在しません。

睡眠に代わる方法は絶無です。

眠ることなしに、翌日を迎えることは不可能です。

以上の事実は、睡眠そのものが、生存の本質に、深く関わることを暗示するのではないでしょうか。

第七項　睡眠の意義とは?

死がどういうものかは、実際のところ、誰にも分かりません。私達が今を生きる以上、これを直接体験することができないからです。

しかし一つだけ確かなことは、死とはこの世界から完全に消え去ることであるため、私達のこの現実世界の全てを失うことです。そういう意味で、睡眠は、体験可能なあらゆる出来事の中で、最も死に近いと言えます。

なぜならば眠ってしまえば、自分が生きていることも、自分が人間であることも、自分が誰かも、どんな状態にあるかも、ここがどこであるかも、その他諸々、私達はこの現実界の一切を忘れ果ててしまうからです。

本当のところ、自分が翌朝、確実に眼を覚ますかどうかすらも、実は何も分からないまま、眼を閉じて寝入ってしまいます。

第三者から見れば、息をしているため、確かに生きていることが分かります。しかし当の本人にとっては、一時的にしろ、この世の全てを放り出さなければなりません。その意味で、いわば私達は、日夜、死の疑似体験を繰り返すと表現できます。

睡眠に似た現象として、昏睡などの、特殊な異常事態があります。

しかしいずれにしても、その内外から人為的な操作を何も加えない、人体の自然な姿としての経過を見れば、全ては同一の結論に導かれることになります。

その状態のまま、永遠に生き永らえることは不可能であり、再び目を覚ますことがなければ、それはそのまま死を意味します。少なくとも、古今東西、これに反するような、例外的な記載や報告を、耳にしたり眼にすることはありません。

そうであれば、睡眠から覚醒することは、次の一日という、新たな生存を確保することに等しいと言わなければなりません。

そして睡眠を、人体自身を点検整備する作業としてだけではなく、もっと大きく、新たな生存を確保する作業であると表現することが可能です。

医学の元々の直接対象とは何かと問えば、それは他ならぬ私達人間であり、私自身です。より端的に言えば、その存在の実質としての、生きる人体です。私達人間のあるがままの姿であり、その全身を以って生存する、自然そのままの人体、一人の人間として生きる、生体としての人体です。

そして医学を始めるためには、その大前提として、その対象とする、生きる人体を知ること。換言すれば、人間として、人体がどのように機能するかだけではなく、人体として、どのような仕組みによって生存するかをも解明することこそが、医学の出発点となります。


唯物機械論に基づく現代医学は、人体が、人体に秘められた、人体としての機能を、物質構造物上、どのように発現するか。

今日まで、実に微に入り細に入り、その成果を挙げ続けて来ました。

次はこれと並行しながら、私達の体である人体が、どのような仕組みによって生存するか。

その生存の仕組みを、突き止めなければなりません。

そうして初めて、現代医学が人体全体を網羅する医学に、大きく変貌し、さらなる発展を期することが可能になります。その結果、私達人間一人一人に、大きな貢献をもたらすでしょう。

以上のような観察と考察から、生存解明の鍵は、偏に、死と背中合わせに訪れる、夜々の睡眠にあるのではないかと推測されて来ます。

睡眠中、一体私達は何をしているのだろうか
睡眠を強制的に、無制限に妨げることは不可能である
睡眠を止めれば、恐らく死に至るとされる
眠りから永久に目覚めなければ、そのまま実質的な死を意味する
また睡眠とは異なるが、昏睡に陥れば、生死の淵をさ迷う

飲食しなければ、餓死する
呼吸を止めれば、窒息死する
飲食や呼吸を原因とする死には、明らかに物質的な原因が存在する
ところが睡眠に関して言えば、表面的にはこのような物質上の原因が明らかではない
少なくとも疲労という、ほぼ自覚的な生理現象以外に、因果関係を説明することができない
しかも眠っている間は、本来の人間の行動を放棄して、いわばただ生きているだけだ

何もすることなく、生存の為だけに生きる!
この事実は一体、何を物語るのだろうか?
逆に睡眠が生存に、それだけ深く関っていることを
強く示唆するのではないだろうか

—脳神経系、循環器系、呼吸器系など
あるいはそれらの単位となる細胞や核や遺伝子など
様々な生理機能が解き明かされて来た
翻ってこれを生存や命という観点から考えてみれば
これらの機能系は、全て命の働きの表われである
命を起源として、その表面に出現する
より具体的な個々の生理現象や
生理機能であると言えるのではないだろうか
生存そのものに関するメカニズムやシステムが
語られることは、かってなかった
もし生存の仕組みが、具体的に存在するとするならば
それは人体にとって、根幹となる仕組みである

もしも睡眠が単なる現象に留まることなく、
生存そのものに深く関与するとすれば、
生存そのもののメカニズムが存在するとすれば、、、

生存のメカニズムを知るためには、
生存する、その姿そのものを
もう一度確かめるしかない。
もう一度生存の実態を、確認する必要がある。

第三章 ● 自然界の推移との関連で、人体を観察する

ここからいよいよ、私達自身である、人体の自然な姿の、最後の観察に入ります。

人体の自然な仕組みとは、自然としての人体が、自《おの》ずから示す、人体自身の仕組みという意味です。それが人体のそのままの姿に表われるため、人体の自然な仕組みと称することは、既に述べました。

もちろん皮膚、筋肉、骨あるいは心臓などの内臓も含めて、人体の全ては自然の賜物であり、自然そのものに他なりません。その上での話ですが、科学研究から明らかになる真実とは、科学的探究の上から、何らかの人為的な操作を加えることによって、初めて獲得できる情報や真実です。

ところがこれらの科学的な真実の前提として、人為的な操作を加える以前に、生存する人体が自《おの》ずから示す、自然としての人体の、様々な事実が存在します。さらにその先には、これらの自然な姿が問わず語りに示して止まない、人体自身の、自然としての仕組みが垣間見えて来ます。

例えば今述べたように、体の一部である左右の眼は、瞼を開けば視るという機能を発揮します。鼻、耳、皮膚などの五官、あるいは足や手など、それぞれの部分が、それぞれの固有の機能を示します。

これらは全て自然の事実です。

このような人体の事実を前提に置いて、肉眼や感覚などの五官感覚だけでは確認することが出来ない、詳細かつ微細な事実が、科学的な研究手段によって、特定の物質現象として明らかにされて行きます。

例えば心臓が拍動するという、自然の事実を抜きにして、心電図を始めとする、循環器学が成立することはありません。その上で、不整脈の治療やペースメーカー、人工心臓などの開発が可能になります。

この体自身が有する、内外の自律的な機能、自律的な現象こそが、自然の事実に他なりません。

ところで心臓が拍動するという事実を、どのような方法で確認したのでしょうか?

まず人体の内部には、心臓という臓器が存在します。これは死体の解剖によって、まず明らかにされた事実です。その生きている時の姿である、生理機能（働き）も、例えば生きたカエルの解剖などから始まり、様々な方法で確認されたと考えられます。

より直接的には、レントゲンで胸部を透視すれば、確認できます。現在では開胸手術下に、拍動する心臓を、直接目でみることもできます。

しかし良く考えてみれば、自分自身の心臓が拍動するという事実を、自分自身の目で、直接見ることはできません。自分自身の体験として、直接確かめたわけでもありません。唯、科学上医学上の知識として知っているだけに過ぎません。

このような知識をもった上で、もしレントゲンで自分の胸部を、透視することができれば、モニター上、心臓であるとされる影が、確かに動いていることを確認することができます。そこで自分にも心臓が存在し、その心臓はいつも拍動していると納得します。あるいは心臓のエコー検査などの最中にも、その拍動を確認することができます。

胃や大腸であれば、現在では内視鏡の検査を受けながら、モニターを通して、自分自身の胃や大腸の内部を、直接見ることができます。

いずれにしても何らかの、人為的な手段を講じなければなりません。

ところが人体には、このような特別な手段を用いなくても、誰でも分かる事実が存在します。誰にでも共通する、誰が日常経験する、その意味で客観的な事実があります。(もちろん誰でも知っているような、それなりの常識は必要ですが。)

このような事実を、生存する自然な姿つまり生存の実態として、自ら体験するという意味も含めて、自然観察することが可能です。例えば今言った、普段の当り前の姿である、瞼を開けば物が見えるという事実があります。誰でもが直接、自分の眼や耳で確認したり、自分自身で直接体験する事実です。これらは人体の感覚として感得される、感覚的な事実ですが、同時に基本的に誰にでも共通する、つまりどの人体にとっても共通して体験されるという点から、人体における客観的な事実として把握することが可能です。

すべては自分自身のことであり、自分自身の生きる姿であり、何の操作を講じるまでもない、誰でもが知っている事実であり真理です。

それでは改めて、このような人体の様々な事実とは、一体どんな意味を持つのでしょうか?

自然観察から導かれるだけではなく、誰もが自《おの》ずから体験する、誰の目にも明らかな、このような「人体のあるがままの事実」こそが、自然としての人体が示す、自然な姿であり、同時に人体の自然な仕組みそのものであり、生存の仕組みそのものであることに気が付きます。

あるいは自然な仕組みの、そのままの表われです。

本書ではこのような、人体の自然な姿から判明する、人体の自然な仕組みを考察の対象とします。

このように考えた場合、目や耳や鼻などの、各部分一つ一つの個別の人体の事実の他に、むしろその大前提として、もう一つ別の、大きな事実が存在することに気が付きます。

それは部分の個々の事実から離れて、人体という一個の生命体が、その全身で示す、ありのままの事実です。

中でも、私自身である私の体は、その生存環境である、自然界から逃れて、勝手気ままに生存することが出来ないという、決定的な事実が存在します。

その全てを自然界に完全に、依存することによってのみ、初めて生存できるという一大事実です。例えば何千坪の威容を誇る、広大な病院の建物の只中にあって、高度の集中治療を受けながら、何日間も眠り続ける病人がいるとします。そこは外界から完全に隔離された、スペースシャトルのような一室です。最先端の医療の下に、全ての管理が行われる。一見自然界とは、直接関係のない世界に見えます。

ところがたとえこのように、その全てが人工的に造られた、特殊な環境に存在する病人であったとしても、翻って広く眺めてみれば、自然界の真只中に存在することに、何の変わりもありません。建物の外に出て、改めて確かめるまでもないことです。

その存在の場としての、自然界だけではありません。

空気も酸素も水も、あらゆる治療器材も、あらゆる薬液も、そして建物も衣類なども、所詮は全て、自然界に由来する物ばかりです。大きく言えば自然そのものであり、全てが自然の力です。この点だけを見れば、一万年前の縄文時代と、何ら変わるところがありません。

私達は一見、周囲とは何の関係もなく、それぞれが単独に独立して、好き勝手に、自由気ままに生きているように見えます。そのように振舞い、そのように日々を送りながら、それぞれの一生を過ごすことも確かです。

しかし何よりも、私達自身である、人体そのものが自然そのものであり、病人本人はもちろんのこと、治療に当る医師も看護士も、皆自然である人体として存在します。

そしてこれらは皆、地球という自然界を、その生存環境とする中での出来事です。

このように私達人体はその生存環境である、自然界から完全に飛び出し、抜け出して、生存することは不可能です。

このように人体がその全てを自然界に依拠し、自然界に拘束され、自然界との直接的な関係性の下に生存することは、火を見るよりも明らかです。

したがって人体には自然界に依存し、その変動や変化に連動する、自然としての仕組みが存在しなければなりません。

さて人体とは何かと言えば、端的には人間が衣服を脱ぎ去った後の、裸の姿のことです。

しかしここでは、裸の姿を直接見詰め直すことではありません。

そういう姿をも念頭に置きつつ、また現代科学が明らかにした医学知識等も活用しつつ、本書では先ず第一に、その生存環境である自然界において、自然と直接関連しながら生存する、自然な人体を対象として観察し考察します。

そこで裸そのものの姿に拘らず、衣服を着たままの、人体全体の姿を観察することになります。生存環境で生きる人体全体の姿とは、日常生活を送る、普段の私達の姿に他なりません。

普段のありのままの人間の姿に表われる、人体の自然な姿とは、当り前の事実です。改めてつべこべ語るまでもない話です。

「それがどうした？」と、一蹴されかねません。

しかしこの何の変哲もない、当り前の姿こそが、自然としての本来の姿に違いがありません。この姿にこそ自然としての仕組みが、自《おの》ずから表出されます。

人体の自然な姿とは、自然としての人体の変わることのない事実であり、人体の真理であり、人体の仕組みそのものに異なりません。この基本を無視することは、自分自身を無視することに等しいと言えます。

ところがここには、もう一つ別の観察眼が隠されています。

実は最も大きな視点が気付かれないまま、置き去りにされて来ました。

余りにも当たり前の事実であるため、誰も気が付かないまま、打ち棄てられて来ました。

この視点とはその生存環境である、自然との直接的な関係性を見詰めながら行う、さらにもっと大きな、人体の生存にとって、大前提とも言うべき観察です。

それは、自然界の推移や変動に伴う、人体の観察です。

このような大きな視野を得るためには、人体そのものを見詰め直すだけでは、到底埒が明きません。何よりも生存上完全に依拠する、自然という生存環境の中に、人体を大きく置いてこそ、その真の姿を捉えることが可能になります。

そこで今度は例えば、せめてビルの屋上から、空を仰ぎ、山野を眺め、自然界の動きも視野に入れながら、自然の真っ只中で、人間がどのように生き、人体がどのような姿で生存するかを観察してみることにします。

時には真近に迫ってみたいと思います。

人体の自然な姿

山の端《は》が仄かに染まる
白々と明け染めていく
小鳥達が囀《さえず》り始める
一条の光が射し込む
太陽が顔を出す
夜が明けていく。
やがて人体が目を覚ます
そして起床し、顔を洗い、用便を済ませ、
朝の腹拵えをして、一日の準備をする。

新しい一日が始まる
あるいは職場に向い、あるいは家庭で、
それぞれの仕事に取り掛かる。
朝の澄み切った大気の中、仕事に専念する。
一人の人間として、思うさま、

その創造力を、その好奇心を、その個性を発揮する。
日輪は中天に向い、全天を照らしながら
赫々と輝き続ける。
無限の時が、万物を覆い尽くす。
永遠の今に包まれる。

日差しが何時の間にか、傾き始める
人間の集中力が途切れて
座っている人も、無意識の内に肩や足が動き、背伸びする。
欠伸が出始める
辺りに疲れた空気が漂う。

西の空が茜色に染まっていく
やがて人々は、仕事から解放されて
空一面の夕焼けの下、家路を急ぐ
愛する人々とともに寛ぎながら、食事をとる
入浴を済ませ、

思い思いの時を過ごす。
改めて疲れを感じながら、一日を終える。
睡魔のうちに就寝する

死人のように横たわれば、
忽ち、深い眠りに陥る。
身動き一つすることなく
布団に横たわったまま、一晩を過ごす。
闇夜の中、いびきをかく
寝言をいう
歯ぎしりする
よだれを垂らす
寝返りを打つ
放屁する。
ふと目覚めれば、夢遊病者のようにトイレに立ち、
また正体なく、蒲団の中に滑り込む。
時には輾転反側《てんてんはんそく》。
夢現《ゆめうつつ》の中、眠れぬ一夜《ひとよ》を過ごす

―突然、大地が激しく揺れる
稲妻が走る
烈風が吹き荒ぶ
轟音も鳴動も、咆哮も、物かは、
　鼻ちょうちんに、高鼾
　知らぬ存ぜぬ、白川夜船。

星々は瞬きながら、漆黒の真闇を周回する
宇宙創成の光が、夜空に降り注ぐ
太初の無言《しじま》が全天に木霊《こだま》する
地球は秘めやかに自転しながら
永劫の時を刻む

眠っている間、人間は何も分からない
ここが何処《どこ》かも分からない
自分が誰であるかも知らない
自分が自分自身であることも、全て忘れ去ってしまう

体があることも、人間であることも忘れる
自分が生きていることすらも、完全に忘れ果ててしまう。
現実の一切を失い
あらゆるものを投げ打ち、全てを捨て去って、
ただ眠り続ける。
まるで体そのものに戻ってしまったかのように。
転がった丸太棒のように
ただの物体と化したまま、
何も知らない。
何も分からない。
何も分からないことすら、何も分からない

体は変わらず呼吸する
その内側では
肺が膨らみ、また縮む
胃は蠕動を繰り返し、腸もぐるぐる動き回る
心臓は鼓動を打つ
全身隈なく血液が流れ、水分が巡る

全身六十兆個。
一つ一つの細胞が、生き生きと躍動する。
三層の細胞膜を、絶え間なく出入りする、ミクロの水分や栄養分
Na、K、種々の電解質、分子や原子や電子達
酸素が運ばれ、炭酸ガスが送り出される
酸素、炭素が入り乱れ、水素や窒素が飛び交う。
DNAからアミノ酸が産み出され
リボゾーム、小胞体でたんぱく質が製造され、運搬される
無数の物質代謝が、目まぐるしく、変幻を繰り広げる

息づくミトコンドリアの群れ
溢れ出すエネルギー

果てしない、流動と変動の只中《ただなか》。
密やかな、生の坩堝
沈黙する生の営み

生きて在ることの不思議

静かに。
幽かに。
変貌を遂げていく
一息吸う度、甦る
一息吐く度、癒される
血液が一巡する度、
疲労が薄らいでいく
水分が全身を潤す毎に、
体は少しずつ、鮮やかさを取り戻していく
生き生きと蘇って行く

暗闇の遠くに
太陽の跫音《あしおと》が密かに鳴り響く
全てがひっそりと、目覚めていく
再び万物の気配が漂い始める。
朝の光とともに、疲労が一掃される

人体が目を覚ます。
人間がこの現実世界に、舞い戻って来る
新たな一日に向って走り出す。

この広大無辺の大宇宙の中にあって、

「人間とは一体、どんな存在なのか?」

最近の宇宙論を聞いたり、宇宙からの映像に接する時、ふっと気が遠くなってしまいそうな、そんな気分に陥りかねません。

宇宙はビッグバンによって、百三十八億年前に出現しました。銀河宇宙は百二十九年前に、太陽や地球は、四十六億年前に表われました。命は三十八億年前に誕生しました。

私達の出来事は、壮大な宇宙の、何千億ある銀河の、その又何千億分の一の、たった一つの星のできごとです。

その地球から見ても、私達のそれぞれの存在は、ほんの一瞬の出来事にしか過ぎません。

私達は宇宙の絶妙なタイミングに、偶々遭遇《たまたま》して、辛うじて生存しているのかも知れません。

私達の存在は、宇宙の生成と変遷に伴う、そのほんの束の間のできごとにしか、過ぎないのかも知れません。

私達人間は、一体、どうしてここにいるのか。

私達は、なぜこのように生きているのか。

この精妙極りない人体は、何のために存在するのか。

このまま人体として、生存して行くのだろうか。

人類は、このまま生存し続けるのだろうか。

私達には、どんな未来が待っているのだろうか。

私達は、何故、生きるのだろうか？

まして宇宙が無数に存在するとすれば、、

宇宙の存在様式が変化すれば、私達の存在の実質である人体にも、何らかの変化を来たしていくのかも知れません。

その大きな変化の中で、過去辿って来たように、今後も人体自身がいつの間にか、大きく変化することがないとは断言できないでしょう。

あるいは多種多様な宇宙であればこそ、私達が存在し得るのかも知れません。また同じような存在が、別の星々に生存する可能性があるとも言えます。

第四章 ● 人体とは生物であり、自然であり、自然の仕組みによって成立する

自然界が人体に及ぼす影響について考えてみると、影響などという、生易しい言葉では、到底語り尽くすことができないことが、直ぐに理解出来ます。

「何よりも先ず、人体はこの自然界に誕生し、一生を過ごす。その生存環境である、地球という自然界に、完全に依拠することによってのみ、生存することが可能になる。広くはこの宇宙から逃れて、生存することは不可能である。人体の生存にとって、それ以外の選択肢は絶無である。」

ここで人体の生存の現実を見詰め直すと、大きくは私達が、つまり私自身である、この体が宇宙の一員であること。

身近には地球に生存する、自然界の一員であることが分かります。

そしてアフリカの草原を駆け回る、野生の動物の群れと同じように、人類あるいは人間という、一塊の存在でもあります。

このことはそれぞれの人体が、それぞれ個々バラバラに、他との関係を一切持つことなく、独力で生存するのではないことを物語ります。

第一に人間一人一人が、それぞれ、一個の人体として、単独で存在するのではなく、人類あるいは人間という集団の中にあって、初めて生存が可能であること。

第二にその人体としての人類が、自然の最中《さなか》、大地にあってこそ、周囲にその全てを依存し委ねながら、初めて生存することが可能であること。

この二つです。


この二つの側面の内、ここでは後者の、人体がこの自然界である地上に存在して、初めて生存し得るという、生存の実態に注目します。

まず私達人体の大きさを、山や川などの大きさに比すまでもありません。

自然の猛威の前には、手を拱《こまぬ》くのみです。為すすべもありません。ただただその暴威が速やかに立ち去るのを、じっと待つしか、他に方法がありません。

時には、運命を共にしなければならないこともあります。

自然災害だけではなく、ウィルスや細菌などによって、国家や社会そのものが、存在の危機に瀕することもあります。

また春夏秋冬の四季があります。移ろい行く風情を楽しむ以前に、寒冷や暑熱に対処しなければなりません。あるいは日常の天気や気象の変化にも、対応しなければなりません。特に昨今では、私達が自然災害の最中《さなか》に生息するという、厳粛な事実に、否応なしに気付かされます。

月は新月と満月を満ち欠けし、四季折々の佇まいも、時の移ろいを教えてくれます。

何よりも身近な日々の出来事として、太陽が東の空に昇れば、朝を迎えて、私達は目を覚まします。寝転がっていた人体は起き上がって、自主的に動き始めます。日が照る明るい時間帯は、人間としての様々な活動に従事します。

日が暮れれば、家に帰ります。やがて疲れを感じた人体は、再び身を横たえて、深い眠りに陥って行きます。

睡眠中は、自主的な活動を放棄して、全てを忘れ果ててしまいます。まるで人体そのものに戻ってしまったかのように、唯、眠り続けるばかりです。

第一項　人体の二種類の生存様式

人体の一日の姿を、このように、もう一度見詰め直してみる時、ふと、脳裏に閃くものがあります。一週間も観察を続けるまでもない。映像を早送りして、見直すまでもありません。

はっと気が付けば、それだけで、改めて見えて来るものがあります。

「人体は、自然界の変動に伴って、その生存の姿を一変させる。明るい昼間と暗い夜間とでは、その生きる姿そのものが、全く異なってしまう。」

地球の自転に伴って生じる、太陽の運行は自然界のリズムです。その自然界のリズムに従って、私達人間は、一日という生存のリズムを刻み続けます。また身近に時間という認識を与えてくれます。人体にとっては、そのまま生存そのものの意識に転じます。太古から古代の大昔はもちろん、歴史的にみれば、ついほんの最近まで、人々は日の出とともに目覚め、日の入りと共に眠って来ました。

そのリズムに従って、人体全体の姿、つまり人体の生存する状態が、その様相を一変させます。昼と夜とでは、全く異なった姿で生息します。

昼は目を覚まして動き回り、夜は眠って動きません。目を覚まして動く姿と、眠ってしまい動きを止めた、動かない姿の、二つの生存状態に分かれます。

このように人体は外見上、昼間の動く姿、夜間の動かない姿という、相反する二つの姿を繰り返しながら生存します。

この二つの姿に伴って、二つの意識ないし意識状態があります。目覚めた意識状態と眠った意識状態の二つです。これには左右両眼瞼の開閉が伴います。

両者を組み合わせれば、動く間は意識が目覚めており、眠って動かない状態では、目覚めた自発的な意識が失われます。逆に目覚めた意識が作用すれば、一般に動きや行動があり、目覚めた意識が失われる時は、眠った状態にあり、自発的な動きや行動を欠きます。

そこで両者をまとめれば、人体は次の二種類の生存状態を日内変動し、繰り返しながら、日々を送ることが分かります。

一．昼の行動

二．夜の睡眠

このように人体は、二種類の生存の実態を、交互に呈しながら生存します。

この生存の実態から、人体が二種類の〝生存様式（生存モード）〟を有することが判明します。

先ず動きの有無、即ち行動という点から、人体の生存様式を、次の二つに大別することが可能です。

一．行動に専念する行動相

二．行動を放棄した非行動相

これをその背景となる意識状態から捉えれば、

一．覚醒意識相

二．無意識睡眠相

さらに自然界の象徴である、太陽との関連で把握すれば、（最近では時間的なずれがありますが。）
一．太陽が輝く昼間の生存相
二．太陽が没した後の夜間の生存相

これらを合わせて、具体的に表現すれば、次の二つの生存様式に分かれます。
一．昼間覚醒意識下の行動状況（行動モード）
二．夜間無意識下の睡眠状況（睡眠モード）

人体が自然界に生存するに当たり、その一日一日を、行動モードならびに睡眠モードという、このような二つの生存様式を、互いに交代しながら生存することが理解できます。

太陽が輝く昼間、人体は目を覚まして、人間の行動に従事します。

これに対して太陽が没した夜間は、人体は人間の行動を一旦中断し、人間であるという自覚さえも失って、あたかも人体自身に戻ったかのように、睡眠に従事します。

この二つの生存様式こそが、人体の生存の実態を語る上で、最も基本となる、自然としての人体の事実であると考えられます。

おそらく人体の仕組みに、その大前提を与えることが予期されて来ます。

また自然の事実として、生存の様式がこのように二種類存在することは、一つの角度からだけでは、人体の仕組みを解明することできないことをも暗示して止みません。即ち、人体の仕組みが二面性によって成立することが、大きく示唆されて来ます。

もし人体が終生眠り続けたまま、その死を迎えるとしたら、人体としての能力を、一切発現することなく終えることになります。

また人体が昼夜を問わず眠ることなく、人間の行動を、一生行い続けたまま、ある一定以上の寿命を得て、ある日死を迎えることは決してありません。一生動きっ放し、あるいは一生眠りっ放しという、生存の仕方は存在しません。人体において、以上のような単一の、生存様式を認めることは決してありません。

したがって人体にとって、その生存上、目覚めて行動すること。そして眠ることの二つの生存様式が不可欠です。行動を欠く生存も、睡眠を欠く生存も成立しません。両者揃って、初めて生存が確立します。

昼と夜に相応する、これらの二つの生存様式が存在し、これを交互に繰り返すことによってのみ、一日という生存の一単位時間を過ごして、人体として初めて生存し、かつ人間として行動し活動することが可能になります。

ところでこの両者の生存様式の内、人体のどちらが、本来の生存の姿であるかと尋ねられれば、その解答は明白です。

人体に本来備わる、人間としての全能力を発揮すること。即ち人間の行動が可能な、前者の行動モードにあります。

したがって人体の生存の意義を、前者の行動モードに認めることが可能です。即ち人体の生存の意義は、人体に宿るその能力を十二分に発揮して、一人の人間として、人間らしく、自分らしく、生き生きと行動することにあります。

第二項　人体の二大全身性システム

この二つの生存様式が、人体の仕組みに、どのように関わるのでしょうか?

先ず覚醒意識下行動中の人体（行動モードの人体）は、全身を挙げて、行動に専念しながら、生存する状態にあります。行動という方向性の下に、全身が生存します。

この状態を、人体が物質構造物である点から考えた場合、行動中の人体が、その全体を以って、「行動という機能」を発揮する状態にあると把握することが可能です。このことは人体という構造物に、全体で行動を発揮するための、全身性の機能系が存在することを示します。即ち人体にはこのような、人体全体を行動に従事させる、全身性の行動を発揮するシステム（機能系）、〝行動システム〟が存在します。

自然界の変動に呼応して、人体に行動システムが作用する時、人体は全身を挙げて、人間の行動に従事し専念します。より具体的には朝が来て意識が覚醒すれば、この行動システムが作動を開始します。そして意識覚醒中、全身を作動し続け、人体は行動に専念しながら過ごします。あるいは行動システムの働きが発揮される間、行動を司る覚醒した意識が持続します。

他方無意識下睡眠中の人体（睡眠モードの人体）は、全身を挙げて、睡眠に専念しながら、生存する状態にあります。

全身が、睡眠という方向性の下に生存します。

この状態を、人体が物質構造物である点から考えた場合、睡眠中の人体が、その全体を以って、「睡眠という機能」を発揮する状態にあることを意味します。このことは人体という構造物に、全体で睡眠を発揮する為の、全身性の機能系が存在することを示します。即ち人体にはこのような、人体全体を睡眠に従事させる、全身性の睡眠を発動するシステム、〝睡眠システム〟が存在します。

自然界の変動に即応して、人体に睡眠システムが作用する時、人体は全身を挙げて、睡眠に従事し専念します。より具体的には夜中を迎え、覚醒した意識状態が無意識下に移行すれば、この睡眠システムが作動を開始します。そして無意識下中、全身を作動し続け、人体は睡眠に専念します。あるいは睡眠システムの働きが発揮される間、睡眠を司る無意識の状態が持続します。

以上のように人体にはその仕組み上、本来は自然界の変動に直接連動する形で、生存の実態（生存様式）を規定する、次の基本となる二種類の、全身性のシステムが存在します。

一．行動システム（行動モードを実現する）

二．睡眠システム（睡眠モードを実現する）

この二種類の全身性システムが与える方向性の下に、個々の組織や臓器がそれぞれの機能を果たしながら、人体の全能力を発揮します。

自然界の影響は、もちろんこれだけではありません。人体はその固有の自律的な機能を主体としながらも、自然界に誕生し、完全に依存しながら生存するために、自然界から、直接的間接的に様々な影響を受けます。全身性のシステムも、見方を換えれば他にも存在しますが、生存様式に直結するシステムは、この二大システムを措いて、他には存在しません。

これらの人体の二つの生存様式は、生存する人体の自然な二つの側面です。

これに対応する、二つの全身性システムも、人体自身の自律的な機能です。

この二種類の全身性システムは、行動的な動作の有無、意識の有無という点で、互いに相反する機能を発現します。

しかし相反するから、反発し合って、それぞれが全く関わり合うことなく、別々に存在し合うわけでは決してありません。それでは人体そのものが成立しません。相反すればこそ、両者はむしろ表裏一体の、密接不離の関係を構築することによって、人体の全機能が発現されます。

また一方のシステムが作動する間、もう一つのシステムの作動が、完全に中断することも考え難いことです。

それぞれのシステムが緊密に連絡し合い、その機能の度合いを、相互に変動させ消長させせながら、中断することなく、昼夜分かたず連続して、同時に作動し続けることが窺えます。

したがってこの二種類の全身性システムは、人体において同時に併存し、人体全体を共有しながら、かつ平行して機能します。自然界の変動、及び意識状態の切り替えに応じて、あるいはその切り替えを伴って、どちらかが主となり、あるいは従となって作動します。このリズムに応じて、一般には昼夜のリズムに伴って、それぞれの機能が、大から小へ、小から大へと、サインカーブを描きつつ消長し、互いに交差し合い、変動を続けます。

このように両者の機能が、いわば互いに縦になり横になって、相反する相をとりつつ、かつ相俟って、人体が有する能力を発揮し、その生存の実態を表現します。

生存の実態から、昼間覚醒意識下に行われる行動中は、行動システムが主となって作動し、睡眠システムが従となって作動します。他方夜間無意識下に行われる睡眠中は、睡眠システムが主となって作動し、行動システムが従となって作動します。両者はこのような主従関係を構築します。

このように人体という物質構造物は、自然界に連動する生存の実態に応じて、二つの全く異なる、全身性システムの下に機能しながら生存し、その意義を発揮します。

この二種類の全身性システムは、人体全体としての機能に、二つの異なった方向性を与えて、人体の仕組みの根幹を為すと考えられます。

第三項　行動システム

次に二つの生存様式並びに二つの全身性システムが、人体状態にどのように関わるかを検討します。

この両者の全身性システムを前提として、人体の健全性を表わし、かつ生存の質を表す人体状態が、一日を通して、どのように変動するのでしょうか。

人体状態の良否の判断基準を、前述の通り、その健全性に置きます。

生存の意義である人間の行動を、どの程度良好に行うことができるか。換言すれば生存そのものが、どの程度快適であるかという基準です。

行動モードにおいて、朝目が覚めた時点と夜寝入る時点での、人体状態を比較した時、意識が覚醒する行動中に、人体状態は朝の最良状態から、夜の最低状態にまで劣化して行きます。

どのように劣化するかと言えば、行動中に、行動を妨げる疲労が発生します。疲労は経時的に増大し、その過程で欠伸が表れます。このことから欠伸はその原因が疲労にあり、疲労という現象の一つの側面であることが理解できます。さらに疲労が進行すれば、大きな欠伸が出たり、欠伸に軽度の眠気を伴って来ます。疲労困憊状態に向って、次第に接近して行きます。この状態に近くなれば、欠伸は明らかな眠気を伴うようになります。最終的に疲労はその頂点、疲労困憊に到達し、大きな欠伸と睡魔の中に、睡眠に突入します。

睡眠に突入することは、自意識を中核とする、覚醒した意識を失うことです。この時点で自意識を失って、無意識下に転落します。同時に自意識の命令下に行われる人間の行動は、本人の意志や希望とは関係なく、中断し放擲《ほうてき》されます。

このように意識が覚醒して活動に従事すれば、活動を原因として発生する疲労によって、人体状態が劣化して行き、最終的には一日の終わりに到達する、極度の疲労である疲労困憊の為に、その日の行動が中断し終了します。就寝時には人体状態の日内変動における、その最悪状態である、行動を放棄せざるを得ない、〝行動不可能状態〟即ち睡眠に移行します。この行動不可能状態に対して、行動中の人体状態は〝行動可能状態〟にあります。

(なお意識については、より詳しい考察や検討が必要ですが、本書では、人体そのものに重点を置くため、これ以上深く追究することはありません。ただ昼間行動モード中の意識を行動意識、他方夜間睡眠モード中の意識を睡眠意識、また行動意識の中核を成すと考えられる、自分自身に対する自覚や意志などを司る意識を自意識とするに留めます。)

次に睡眠モードにおいて、入眠の時点と翌朝の覚醒の時点での、人体状態を比較した時、無意識下の睡眠中に、人体状態は入眠時の最低状態(最低の行動不可能状態)から、翌朝覚醒時の最良状態(最良の行動可能状態)にまで回復して行きます。

最良状態とは、次の一日の行動を十分行うことができる、生存上本来の、人体状態を指します。(したがって厳密に言えば、最良の行動可能状態とは、朝覚醒し、朝食を摂った直後から暫くの状態です。)

どのように劣化が解消するかと言えば、行動を妨げる原因となる、疲労困憊を含めて、様々な程度の疲労の全てが、睡眠中に解消することによって、人体状態が回復します。かりに睡眠時間が不足したとしても、眠った分、疲労が軽減されます。あるいは短時間の睡眠でも、その分疲れが軽くなります。

疲労が完全に解消し、行動が可能な状態に至れば、人体は覚醒し自意識が復活して、再び翌朝を迎えて行動可能状態に移行します。

以上のように無意識下に行われる睡眠は、行動を妨げる疲労を解消して、人体状態を最良化します。

人体の生存の意義を、人間の行動に置けば、睡眠モードとは行動不可能状態に該当します。ところが翌朝覚醒時には行動可能状態に戻ります。このことは睡眠という生理現象中に、行動不可能状態が行動可能状態にまで改善されて、生存の意義を行使できる人体状態が、再び回復することです。

そこで睡眠モードとは、行動不可能状態を行動可能状態に準備する、〝行動準備状態〟であると捉えることができます。このことは、睡眠システムが行動システムを支えること。逆に行動システムが睡眠システムを前提に機能すること。したがって行動システムは、睡眠システムの支配下にあって、その機能を発揮することが、初めて可能になることを意味します。

生存の意義である行動を妨げる、疲労を中心に考えると、人体の機能は疲労を産生する機能と、疲労を解消する機能の、二つの機能系に分かれます。

疲労を産生する機能系が行動システムです。他方疲労を解消する機能系は睡眠システムです。このことから人体の仕組みが、次のような相反する、二種類の全身性のシステムによって、構築されていることが理解できます。

一．疲労を産生する行動を、その意義とする行動システム
　＝疲労産生システム
二．疲労を解消する睡眠を、その意義とする睡眠システム
　＝疲労解消システム

互いに逆方向に作用し合う、この二つのシステムが、自然界の変動に呼応しながら、相互に主となり従となり、人体の全機能を発動しながら、人間として生存します。

両システムは、疲労の産生と解消という点から、相互に相反するシステムです。したがって機能上、密接不離の関係にあるものの、しかし構造上は、直結し合い、相乗効果を発揮するような、直接的な関係にはありません。いずれも同一の人体に存在し、全身を網羅し合いながら、基本的には全く別個のシステムとして存在します。

ここで人体の生理現象が、一般に二つの側面を有することについて、考えてみたいと思います。

例えば呼吸は吸気と呼気によって成立します。

心臓は収縮と拡張を繰り返す、ポンプ作用によって、全身に血液を送り出し、その生理機能を果たします。この生理機能は、その本来の意義を第一義的に発揮する、心筋（心臓の筋肉）の収縮作用によって行われます。

しかしこの収縮作用を半永久的に繰り返すためには、収縮した結果、収縮直後に陥る、収縮から見れば、限定的であるにせよ一種の荒廃状況を、再び収縮可能な状態に、準備し直す必要があります。拡張した心臓は同時にそのまま、再び収縮する為の、準備回復状態に移行すると捉えることができます。

このように生理機能は、本来の意義を発揮する機能と、その結果陥るある種の荒廃状況を整えて、再び本来の意義を発揮することが可能な状態にまで回復する、言わばその準備回復機能の二種類の機能によって成立すると、理解することができます。

これを人体全体に当て嵌めて考えてみると、前者の本来の意義を発揮する、全身性の機能系が行動システムです。また次の行動を可能とする、その準備回復を行う、全身性の機能系が睡眠システムです。

第四項　生存システム

人体が生物として誕生する以上、生存期間中、その生存が継続されなければなりません。

しかもただ生存するだけでは十分ではありません。
最終的に人間の行動を可能にする、人間としての生存状態が良好であるかが問われます。
これに影響を与える最大の要因として、人体自身の生存状態が挙げられます。人間の生存状態は、人体状態（人体の質）によって左右されます。

生存が期間限定であること。かつ生存そのものが不安定であること。さらに生存そのものを脅かす生存環境に生誕すること。これらを考え合わせれば、生存そのものが人体の質（人体状態）において、何らかの形で、いわば担保されなければなりません。

生存する以上、少なくともその期間中は、生存の意義を果たすことが可能な人体状態に、健全に維持されてこそ、生存そのものが成立します。

生存することとは、その生存の意義を果たすことであり、そのためには、生存そのものが継続するだけでは、真の生存は成立しません。真の生存とは、人体の本来の生存の意義である、人間の行動を十分に発現することにあります。この生存状態が維持されるためには、少なくとも、人体状態そのものが、その目的に適うものでなければなりません。

このように考えれば、本来は、良好な人体状態を維持することによってのみ、真の生存そのものが継続されていくことが理解できます。

このような生存に直接関わる、何らかのメカニズムが、人体の仕組みの一環として、誕生時、その根底に、既に組み込まれていなければなりません。

人体の生存の意義とは人間の行動にあり、その行動は行動システムによって可能になります。さらに行動システムを準備し、行動を可能にする、もう一つの全身性システムが睡眠システムです。

睡眠システムの機能によって、行動不可能状態が改善され、行動にとって、最良状態に復活するのであれば、解消する対象が、疲労だけに留まらないことが理解できます。むしろ生存の意義である人間の行動を、第一義として受け止めれば、行動以外の全機能を、睡眠システムが担うことになります。

そこで行動準備状態にある人体は、行動を妨げる、全ての支障を可能な限り全て、排除すべく機能します。したがって健全性を損なう、疾病や外傷などが全て、その対象に含まれて来ます。

熟睡するだけで、ちょっとした鼻風邪やかすり傷などが治ってしまうことを経験します。何よりも重傷で入院すれば、ほとんど全ての病人が、何時の間にか、深い睡眠の中に一日の多くを過ごします。病床にあって、昏々と眠り続ける病人を見れば、病人がその内部では、全身を挙げて病気と闘っていることを感得しないわけにはいきません。治療が効を奏するだけではありません。人体の内側では、治療の効果に助けられながらも、その全力を挙げて、体自身が病いと闘っていることが明瞭です。薬物や腫瘍などの摘出手術の効果も、免疫力などを筆頭に、人体自身が本来有する、何らかの回復力があっての上での話です。

したがって睡眠システムの意義を、単なる疲労解消機能よりももっと広く、疲労解消を含めた〝健全性維持機能〟に置くことができます。そこで睡眠システムを〝疲労解消システム〟とするだけではなく、もっと広くは〝健全性維持システム〟と呼ぶことができます。

健全性が維持されれば、生存の意義である行動が可能になり、真の生存が維持されます。健全性が維持されることによって、生存そのものも維持されます。

したがってこれらを広くまとめると、睡眠システムを〝生存システム〟と呼ぶことが可能です。

このような生存にとって根底を為す、全身性システムが存在して、初めて生存が可能になります。

換言すれば、全ての構成要素を含めて、構造上正常、機能上最良ないし良好であり、生存の意義である人間の行動を十分に発揮できる人体状態を、健全な人体状態と呼びます。

構造が正常でありさえすれば、機能も健全であるとは限りません。つまり生存が可能であっても、その意義が真に果たされるとは限りません。まして生命が脅かされれば、また構造に異常が発生すれば、その意義を発揮するどころではなくなってしまいます。

このために生得的に健全性を維持して、生存を担保する全身性システムが生存システムです。

生存システムは、確かに睡眠中の主システムですが、健全性を維持する役割を果たす以上、行動を保護するシステムでもあります。

そうであれば、行動を妨げる事態が如何なる要因であれ、如何なる時間帯であれ、昼夜を分かたず、たちどころに反応して、その一掃を図るべく機能しなければなりません。

したがって二十四時間機能し続けます。しかし睡眠中に人体状態が集中的に改善されて、健全な状態に整うことが理解されて来ます。一晩の睡眠中に修復し切れない、それ以上の有病状態などは、翌朝以降に持ち込まれて行きます。

このように疲労の解消を含めて、健全性を維持し、行動機能を準備し確保する形で、夜毎、生存を日々継続する、このような仕組みが存在します。

さらに睡眠から目覚めた後、行動システムが主システムとして作動し始めれば、生存システムは、その様相に変化を来たします。それまでの主システムであった睡眠システム（生存システム）は、覚醒を機に、睡眠との関係を失って、ただの従システムとしての生存システムに転じます。行動中の生存システムは、睡眠中ほどの能力を発揮することはなく、疲労解消を含め、限定的に健全性を維持しながら、引き続き機能して、活動を支えます。

また元々の生存システムの働きが、行動システムの作動を可能とする、人体状態上の前提を提供する機能であること。そして行動自体がその阻害要因である疲労を産生することから、生存システムの働きが、行動を準備するだけではなく、行動中も、従システムとして行動を支持することが理解されます。これらのことは行動システムに先立ち、生存システムの作動が必要であること。換言すれば生存システムの機能に導かれて、行動システムの作動が初めて可能になることを意味します。

ところが生存システムの機能を追究すると、その本質がもっとより高次元の機能にあることが理解されて来ます。

単純に翌日の行動可能状態を確保するだけではありません。

その元々の機能とは、生存の意義である行動を発揮することが可能な、その最も相応しい人体状態を確保するという機能です。つまり構造上正常、機能上最良の人体状態を目指す機能です。その本来の最終目標は、人体状態の中でも、いわば絶好調の状態を獲得することにあります。

人体状態がこの方向性の下に導かれる過程で、まず行動を阻害する、諸々の要因が除去されます。人体状態とは人体全体つまり人体自身のことですが、別の表現に言い換えれば、人体全体を網羅する、広い意味での人体の内部環境という表現に該当します。つまり内部環境を絶えずベストに整えることであり、行動にとって、最適かつ最良の人体状態を維持するという機能です。このように考察して来ると、人体にはこのような、一定の最良状態が存在します。

これを〝定常状態〟とし、このような現象や機能を、一般に〝定常〟と呼びます。そこで健全性維持機能とは定常維持機能であり、生存システムとは〝定常システム〟に異なりません。

この一定の最良状態とは、人体が生存する上で、その生存の意義を完全に果たす方向性の下に確保されます。そこで単純に状態としての健全性を、良好に維持するだけではありません。さらに進んで生存の意義を完全に果たそうとすることから、より深く生存そのものに、直接関わることが推測されます。その意味で定常は、生存とその維持に深く関わります。

このような観点から、人体の機能を大きく大別して、行動と定常に二分することができます。両者の内、行動は定常に支えられながら行使されます。

しかし用語上の煩雑さを避けるため、今までの通り、定常を一般に健全性維持、あるいは生存という用語で代表させることにします。

なお睡眠モード中は人体状態を定常に導き、他方行動モード中は変動に導きます。変動とは定常に対する用語であり、一度《ひとたび》定常状態に到達すれば、続いて定常の本来の意義である行動を求めて、変動状態に向かいます。変動とは行動に向かうことを意味します。）

以上のように、人体は自然存在として、昼夜で異なる生存様式を可能にする、行動および生存という、二大システムによって運営されます。

第五項　両システムの現代医学的な実態

次に行動を妨げる、「疲労という現象の本質とは何か？」を、考察しなければなりません。疲労は疲労感や倦怠感などとして、具体的に自覚されます。

疲労の実態を探るために、その始まりと経過を、もう一度追うと、次のようになります。朝覚醒した直後からしばらくの間、通常は疲労を感じることがありません。行動を続けている間に、疲労は人体全体としての疲労感や倦怠感、つまり行動を阻害する、全身性の自覚的な違和感覚として生じて来ます。

デスクワークであれば仕事に集中しつつも、やがてはその集中度に翳りが見え始め、いずれは何気なく肩や首を動かしたり、背筋を伸ばしたりするようになります。時には肩こりや頭重感などを伴います。また欠伸も出て来ます。次第に疲労感が高じて行きます。一日の終わりには、疲労感がさらに増大して、眠くなって来ます。やがて大きな欠伸とともに、強い眠気を生じて、意識が混濁し、自意識が遠のき、自らの明確な意志で考えたり、自発的に動いたりすることが、急速に難しくなってきます。最終的にそのまま自意識を失って、その自発的な行為を否応なしに放棄してしまい、無意識下の睡眠に陥ります。

疲労感について見てみると、最初は軽い疲労感から始まり、最後はその疲労感が高じて、疲労困憊に達します。

これらのことから、疲労が一旦始まると、その感覚される程度が増減しつつも、その度合いが進行することが理解できます。

また疲労に伴い、その過程で軽い欠伸が出て来ます。欠伸は眠気の前触れと考えられ、一日の終わりには、明確な眠気に至ります。眠気もその程度が進行して行き、大きな欠伸とともに、最終的に抵抗することのできない、強い眠気、睡魔に転じます。この睡魔の中、意識、自意識とともに朦朧と化し、心身の行動能力が消失して、そのまま眠り込んでしまいます。

行動という人体の本来の機能から言えば、疲労が発生することは、人体状態が、行動にとって最良の状態から次第に劣化し、同時に発揮される行動能力が低下し、最終的に行動不可能状態に陥ることを意味します。

朝の覚醒時から夜の就寝時までの、これらの一連の出来事を、疲労という生理現象として把握することが可能です。

日内変動の範囲以内において、行動を妨げる人体状態には、疲労の他に、もう一つ空腹（飢餓）があります。

空腹になれば、動き回り行動する元気がなくなります。空腹を解決する手段は飲食であり、食べれば動く元気が出て来ます。医療上飲食に代わる、別の手段がありますが、その基本が飲食であることに変わりはありません。

飲んだり食べたりは、行動モード中に、行動の一環として行なわれます。したがって飲食という行為によって、人体にとっての行動自体が阻止されたり、中断されるわけではありません。この事実はもし疲労さえ発生しなければ、飲食を適宜続ける限り、行動を続行することが可能であることを示します。しかも飲食すれば、行動する力が増大されて、行動が捗ります。（と言っても何らかの限度を有するでしょうが、今ここでは、疲労との対照で語っています。）

これに対して、疲労の最終地点である睡眠は、行動そのものを放棄することにあります。

主システムである行動システム自体が疲労を産み出すため、従システムである生存システムが、発生する疲労を、その瞬時に解消し軽減する形で、行動を支えます。このことは生存システムが疲労解消機能を発動しない限り、行動システムは作動できないことを物語ります。つまり前述の通り、行動システムは生存システムに依存し、その支配下にあります。

疲労の経過を行動との関連で見ると、行動によって発生し、行動とともにしだいに増大していき、最終的に極度の疲労に達して、行動不可能状態に至ります。

これらの経過から昼間の従システムとしての、生存システムの疲労解消能力が、行動によって消費され、さらにはその能力には限度があることが判明します。行動システムが疲労解消能力を消費し、かつ同能力に限度があるため、最終的にその能力が消尽して、行動不可能状態に突入します。

これらの一連の経過から、行動システムが飲食に由来して、その機能が継続することを考慮に入れれば、就寝前に至る、両システムの機能不全の直接的な原因は、生存システムに求められます。

基本的に行動システム自体の能力が、第一義的に最初に低下するのではなく、生存システムの能力だけが、まず減少することを表します。このことから疲労という現象の直接の原因が、行動システムにはなく、生存システムに存在することが明らかになります。

以上の考察から生存システムの疲労解消能力が、減衰し消失していく過程とその終着点が、そのまま疲労という現象の始まりから終わりまでとして、表現されることが理解されます。

ここで疲労に関して改めて考察し直すと、疲労の直接の原因が、行動することにあります。

そして行動システムを構成する各種の組織や臓器が、行動即ちその本来の機能を果たした後に陥る、ある種の荒廃状況が、疲労の発生の始まりとなります。このその時々の荒廃を解消して、行動システムの本来の意義を果たすことが、生存システムの疲労解消機能の役割です。したがって生存システムの機能がある一定の能力を発揮する間は、この荒廃が即座に除去されることから、行動シ

ステムの荒廃がそのまま定着することはなく、また行動システム自体に基づく疲労が発生すること
はなく、事実上行動システム自体にも疲労の原因となる荒廃が発生することはありません。

ところが行動システムが機能すれば、生存システムの能力が消費され漸減していきます。このことは生存システムが、その本来の機能を行使する過程で、生存システム自体にも、ある種の荒廃が発生することを意味します。行動システムが人体の生存意義を遂行する間は、生存システムは常時作動して機能し続けるため、その荒廃が進行し続けることになります。この間はかりに行動システムに発生する荒廃が、何らかの形で残存することがあったとしても、行動そのものを妨げる程の荒廃ではありません。あくまでも生存システムのサポートの上に機能するからです。もし行動システムに行動を妨げる、何らかの支障が発生し、あるいは表面化すれば、行動が中断され、一時的な休息（行動モード）を経て、睡眠モードに転じます。

行動モードから睡眠モードに移行する直前の、ごく短時間の人体状態を観察してみると、この時期には、加速度的に疲労が高じて疲労困憊に陥って行きます。そこでこの時期には生存システムの疲労解消能力が加速度的に減少し、他方でこれに反比例して、行動システムの荒廃が急速に進行していきます。行動可能状態が行動不可能状態に転じる直前には､両システムの荒廃が急激に進行し、極度の機能低下が加速度的に進展し、機能不全に到達します。これが全身の強い倦怠感や強い疲労感、つまり疲労困憊の直接の原因であり、同時に睡魔を誘発する原因でもあります。

これらの考察から、睡眠モードに切り替わる直前近くまで、行動システム自体の機能がほぼ維持されると考えられます。

そこで疲労や疲労に随伴する諸現象の主たる原因が、行動システムを維持する、その前提としての生存システムの機能上の変動や劣化であることが理解されます。その原因は生存システムの荒廃にあります。

行動システムが作動し続けることによって、最終的に生存システムがまずダウンし、これに続いて行動システムがダウンしますが、行動システムが生存システムの支配下にあること。また現象として行動可能状態が不可能状態に速やかに移行することから、両者は連続して、実質上ほぼ同時に機能不全に至ります。

このように行動の結果陥る行動不可能状態とは、両システムの機能不全であることが分かります。

疲労という、この一連の出来事が、昼間覚醒中、経時的に進行して行きます。疲労が軽い疲労感から始まり、最終的に疲労困憊と睡魔にまで到達し、その最後の姿が睡眠です。睡眠とは行動時の自意識を含めた意識が、一時的に喪失あるいは潜在する状態です。睡眠中は行動に対する意識や意欲だけではなく、自分が人間であることも、自分であることも、生きていることすらも忘れ果ててしまいます。いわば確かに人体に違いはないけれども、あたかも人体としての主体性を完全に失ったかのように、人間であることを放棄した状態に移行します。あるいは昼間行動中の自分は、確かに人間としての自分ですが、夜間睡眠中の自分とは、いわば人体としてのみの、したがって物体としてのみの自分ということになります。

行動時の行動意識や自意識は脳の働きです。

脳は脳脊髄神経系として、全身に分布するとともに、全身の中枢として機能します。疲労は、全身の末端あるいは表面における違和感覚などから、やがて全体にも及びながら、さらに行動の主体である自意識の喪失に向かって進行し、最後は行動中主体的に作用する意識の消失を以って完了します。

疲労を、覚醒中朝から夜に向かって継続し進行する、一連の生理現象として把握し、最後の姿である意識状態の変化に着目すれば、疲労という現象が、元々脳脊髄神経系における現象であることが理解されます。

即ち生存システムの実質とは、全身の中枢である脳脊髄神経系に他なりません。

そこで疲労という生理現象が脳脊髄神経系の末梢から中枢に向かって進行する、進行性の連続的な出来事であることが判明します。このように把握すると疲労の本質が、生存システムである脳脊髄神経系の進行性の機能低下、並びにその結果陥る一種の機能不全を中核とする、全身性の荒廃状況にあることが理解できます。脳脊髄神経系の機能低下は、末梢から始まり、眠気が生じる頃には、その中枢である脳に到達します。機能が低下し続けることは、同時に荒廃が進展することです。

本書では疲労を巡る自覚的他覚的な、このような状況を全て含めて、〝疲労〟あるいは・疲労荒廃状況、という表現にまとめます。

前述のように行動不可能状態に至ることとは、生存の二大様式を司る、行動、生存の両システムが機能不全に陥ることです。この場合の両システムの機能不全が、脳脊髄神経系の機能不全と同意義です。

全身の中枢である、脳脊髄神経系の機能低下並びに機能不全に伴って表われる、自覚感覚が疲労ないし疲労感や倦怠感であり、疲労困憊であり、行動能力の低下です。

また欠伸であり、眠気であり、睡魔であり、意識の混濁であり、自意識の喪失です。最終的に脳脊髄神経系が、ある種の機能不全に到達し、覚醒した意識が無意識下に移行して、完全な行動不可能状態に陥ります。

この脳脊髄神経系の機能不全の結果、行き着いた先が、人間の自覚的自主的な行為（人間の行動）である生存の意義を放棄して、生存そのものに専念する無意識下の睡眠です。

以上の考察から、生存、行動システムの実態が、次のように判明します。

まず生存システムとは、二大両システムの内の中枢かつ上位組織である、脳脊髄神経系です。主として人体の後面に分布します。

このことから行動システムは、この中枢神経の支配を受けて、末梢神経が分布する下位組織に該当します。主として前面に分布します。

神経支配を参照すれば、末梢神経は脳神経、脊髄神経、自律神経に分かれて全身に分布します。脳神経は感覚器（五官）、脊髄神経は運動器官および知覚器官、そして自律神経は交感神経と副交感神経に分かれて、内臓諸器官に分布します。

これを解剖の初歩的基本的な実態に照らし合わせれば、頭部以下の空洞に存在する脳脊髄神経系。

胸腹部の空洞に存在する内臓諸器官系。そしてこの両者を除いた諸組織の三つに大別できます。最後の諸組織とは、脳神経および脊髄神経の分布する領域であり、これを一括して皮膚感覚運動器官系とします。

また両システムの交代、あるいは行動意識と睡眠意識の交代は、両システム自体の機能には属しません。

これらを可能とするためには、両システムのさらに上位に位置し、全身の中枢として機能する、特定の領域が独立的に存在しなければなりません。この特定の領域を､両システムの内に求めれば、活動システムの上位を占める、生存システムの内部最上方に求める他に方法がありません。

そこで生存システムの、最上位に、全身の中枢として機能する、特定の領域が存在しなければなりません。この特定の領域は、生存システムの最上位にあり、それ以下の生存システムに直結しながらも、独自の中枢機能を果たします。

これが脳です。

また両システムは、その分布上、人体を前後に分かちます。

生存システムである脳脊髄神経系は、頭部から背部（後面）へと下り、その正中線を、尾骶骨まで縦断します。その他の排泄器官や背骨等も後面下方に、集中的に存在します。

他方行動システムは、行動の場となる前面に、基本的に集中して分布します。

しかし皮膚感覚運動器官系の中には、例えば背骨が含まれます。人体全体から見れば、背骨は前後に関係なく、むしろ後面に接し、かつ全身に直接関ります。このように皮膚感覚運動器官系に限らず、厳密な意味で、前後に完全に振り分けることは出来ません。ただ今述べたように、脳脊髄神経系（生存システム）が主として背中を中心に後面に、これに対して人間の行動は主として前面（頭胸腹）で行われるため、上下肢その他の働きを含めて、大きくは人体を前後に分けて把握することが可能です。

以上をまとめれば、人体の前面には、主として生存の意義を果たす、後天性の機能、行動システム（内臓諸器官系および皮膚感覚運動器官系）。後面には、主として生存の維持を司る、先天性の機能、生存システム（脳脊髄神経系）が配置され、両システムによって、人体を総合的に形成します。（ただし一部が混在し合います。）

前面の行動システムは、後面の生存システムに支えられ依存しながら、その機能を行使します。行動システムは末梢神経系、生存システムは中枢神経系によって行使されるため、このような上下関係を構築します。これが人体の仕組み上の二面性として表現されます。この二面性は、自然としての人体の仕組みが、その生存環境である自然界の推移、昼夜に連動する姿でもあります。

また行動システムは行動体力を提供し、生存システムは、その前提となる基礎体力として作用し、かつ全身を保全維持する自然治癒力を提供します。

第五章 ● 自然な仕組みとは、命に基づく生存の仕組みである

睡眠直前に陥る脳脊髄神経系の機能不全は、日内変動中の出来事であり、もちろん死を意味するものではありません。

しかしこの状態がそのまま継続することは、永久に眼覚めないことであり、このことは実質的に、そのまま死に向かうことです。

そこで行動不可能状態が行動可能状態に一転して、翌朝の目覚めに向かうことこそが、生存の継続に直結します。したがってそこに生存の深い仕組みが隠されていることが理解できます。

生存そのものを追究して生存の仕組みを求める場合、生存するという現象、つまり生きる姿そのものを探究することが、何よりも優先されなければなりません。

少なくとも、死体に生存を求めることは不可能です。

また生存を抜きにして、人体内部の個々の構造や機能が成立することはないため、生存を、これ

らに先立つ、その大前提として捉えなければなりません。

生存する人体そのものを対象とするならば、先ず生きる人体全体を観察して、生存の仕組みを洞察することが先決です。その上で構造論的に解明された、現代医学の知識を活用することが要求されます。

生存する姿とは、人体が単なる物質存在ではなく、自然界に人体という、自然として生存する姿のことです。


人体には人体としての、各種の様々な自然の法則が存在します。

と言うよりも、その全てが自然の法則によって成立します。

この法則が、各種の生理現象として表出されます。

生理とは人体の生きる理《ことわり》、このように生きている。このような法則の下に、このように生きるという、人体における自然の事実です。

良く考えてみれば、人体自身が生きていること。つまり生存そのものも、一つの自然現象であり、一つの生理現象に異なりません。

このことは生存という生理現象を司る、何らかのシステムが、具体的に存在することを、沈黙の内にも物語っています。個々の臓器や組織に関する生理機能だけではなく、このような生存に直接関わる、全身の根底を形成する、中核となる仕組みと、これに直接的間接的に関連する、全身性の生理機能、即ち生存を司るシステムが存在するとしなければなりません。

第一項　生存と睡眠

もし生きる姿の中に、生存に関する生理現象が表れているとすれば、どのような状況や、現象に見出すことが出来ると考えられるでしょうか？

人間が生きる姿とは何かと考えた場合、動く姿や考え事をしている姿、あるいは飲食や会話など、何らかの活動や行動する姿をまず思い浮かべます。

これを人体の観点から見れば、これらの姿は、人体がただ存在するのではなく、人体に本来備わる、人間としての能力を十全に発揮する姿です。

ところがこれに反して、具体的主体的に活動することが困難な状況があります。

動く元気がなく、ボンヤリしているだけの時もあります。それどころか、それさえも放棄してしまう時間帯があります。夜毎正体不明のまま、床に寝転がって、翌朝を待つ姿です。

人体は、このような人間としての能力を発揮する姿だけではなく、これとは全く異なった、もう一つ別の生存の姿を有します。

一般的に考えた場合、もし人体が純然たる機械存在であれば、一旦作動を始めた以上、エネルギー源を切らない限り、その意志のままに、常時十分に発揮できる状況が続きます。

ところが人体は自らの意志や希望とは関係無しに、その仕組み上、疲労が生じることによって、これらの働きを中断しなければなりません。

仕事を本当は続けたいけれども、疲れてしまい、これ以上続けることが出来ない。このようにいわば強制的に中断させられることになります。

あるいは逆に何もすることのない、手持ち無沙汰の状態があります。一層のこと、眠ってしまえば楽だけれど、少しも眠くならない。眠りたいのに眠れない。やることもなく、ただボンヤリと過ごすしかない。このような不本意な形で、行動に従事しなければなりません。

以上のような現象は、人体が物質構造物ではあっても、純然たる機械ではないからです。言うまでもなく、人体とは生物であり自然です。

このように考えた場合、機械と生物との表面上の決定的な差異を、動く状態ではなく、端的には動作や機能を発揮しない、その生存の意義を果たさない状態に見出すことができます。

機械であってもその機能を発揮することなく、動くことがなければ、時にはただの物体として扱われます。そのまま不用な物体として、運ばれたり廃棄されても、あながち不思議なことでは決してありません。埃を被って放置されたままであれば、尚更のことです。

しかし生物であれば、外見上、かりに物体のように見えたとしても、ただ存在するだけではありません。生存という、純粋な物体とは異なる、別の存在様式の下に存在します。微動だにすることがなくても、生きて存在します。

このような差に、人体の生存に関わる仕組みの、一端が窺われます。

一般的に考えた場合であっても、人体には現象としての生存だけではなく、その現象を可能とする、実態を有する仕組みが存在しなければ、生存が成立することはありません。物質構造物として考えれば、現象とはその機能の直接の表われであり、したがってこれを実現するための、具体的な構造を有します。

もし生存に関わる直接的な仕組みが存在するならば、人体の仕組みの根幹を占める、その根源的な要因として作用します。

人体は生存上、本来の姿である行動する状況と、行動を放棄して行動しない状況、換言すれば行動可能な状況と行動不可能な状況の、二つの異なった生存様式を、日夜繰り返しながら、その一生を生存し続けます。

これをもう一度、具体的に示せば、人体の仕組みの根幹として、次の二つの生存様式と、これを実現する全身性のシステムが存在します。

一．昼間覚醒意識下の行動モード（行動システム）

二．夜間無意識下の睡眠モード（生存システム）

この両者を比べた時、行動の有無という点から、相反する姿であると捉えることができます。なぜこのような、昼夜相反する姿を繰り返しながら、生存するのでしょうか？

一つだけ言えることは、全く相反するからこそ、両者が組み合わされることによって、全体の全てを発現することが可能になります。

これを全体としての機能の発現という点から考えてみると、併存し相反する両機能に、何らかの直接的な関係性を与えて、それぞれの機能を交互に、あるいは適宜混交して発揮させる、人体自身における何らかの仕掛けが必要になります。

この仕掛けが疲労の発生です。

目覚めて行動することは、疲れることでもあります。

つまり行動が疲労を産生します。疲れやこれに伴う荒廃状況が発生します。その結果夜は疲れて眠くなるから、眠ります。眠ることは、行動が中断され、一時的にしろ放棄されることです。このことは疲れて行動できなくなるから、止むを得ず、行動が中断され放棄されることを意味します。

もし疲れという現象さえ生じなければ、眠気が生じることもなく、従って無意識下に移行することもありません。

目覚めたままの状態が、一日中継続して、翌日を迎えます。目覚めた状態とは、行動モード下に生存する状態です。昼夜を分かたず、すでに行動状態にあります。行動モード下にある限り、行動の具体的な内容に拘らず、例えば気分転換や休憩や軽い放心状態などを含みながらも、何らかの行動に従事していることになります。

もし一日の睡眠時間が、三十分間で足りる人がいれば、その人は三十分間眠っただけで、自然に目を覚ますでしょう。

そしてその後の一日を、目を覚ましたまま過ごします。目を覚ましていることは、人体の仕組み上、行動モード下にあることであり、そのまま何らかの行動に、従事していることと同じことになります。この人の場合、三十分以上無理に眠ることはありません。仮眠をとったとしても、このような場合は、ごく僅かな仮眠で済むでしょう。

あるいはまた大昔さながらに、ただ外界が暗くなって、動くことができないから、眠るのでしょうか。

確かに自由に動き回るためには、自然界が明るいことが必要です。しかしもしそうであれば、今日のような社会では、睡眠などあまり必要ない状況が生じる可能性があります。

何よりも明るい昼間であっても、眠くなれば眠るしかありません。

そこで人体の仕組み上、その本来の姿である行動を一旦中断して、十分な睡眠を必要とする、何らかの理由があるはずです。

その直接の原因が、今述べている疲労です。

この疲労は、昼間の行動モード中にのみ発生します。そして夜間の睡眠モード中にのみ解消します。

疲労の産生と解消という、全身性の生理現象を、日内変動の一つとして把握することもできますが、生存様式に直結する点が、単なる日内変動ではないことを物語ります。行動と睡眠という、人体全体としての機能上の、特定の方向性の下にのみ表れる現象です。

疲労の産生と解消には、外観上物質の移動を認めないため、その生理的な意義が不明であるという印象を与えます。

しかし疲労の産生と解消という、相反する生理現象により、両者が表裏一体となり、人体全体としての機能上の一対を形成して、人体の全ての機能に方向性を与えます。

両者は相反する機能であるため、それぞれが消長し合いながら、互いに対立し拮抗し合い、かつ補完し合い、かつ循環し合います。そのような人体の仕組み上の根幹が窺われて来ます。

そして何よりもこのような形で、つまり疲労によって強制的に生じる、睡眠という現象を経ることによって、翌日再びその本来の姿を発現します。そのように生存そのものが継続されて行きます。このような印象を与えます。おそらく人体の仕組み上、疲労の背後には、疲労を発生する、仕組み上何らかの理由、生理的な要因が存在すると考えられます。

このような観点から、本来自然界に規定される、生存様式に連動して作動し、仕組み上根幹を為すと考えられる、行動並びに睡眠の両システム、就中睡眠システムの中に、生存に関わる現象や機能が存在することが、強く示唆されて来ます。

次に両システムがどのような関係を有するのでしょうか。

両者の関係について改めて考察します。

睡眠システムの本質は、疲労解消を含めた健全性の維持にあります。引いては生存の確保です。

特に睡眠モード中に主システムとして作用する生存システム（睡眠システム）によって、今日一日の疲労を含めた、行動に対する阻害要因が除去され、翌日の行動を可能とする人体状態に導かれます。

このシステムは睡眠、行動に拘ることなく、人体全体を保護し維持する働きであること。また覚醒とともに、完全に中断するとは考えられないこと。また行動システム自体が疲労を産生するため、行動中も必要な機能であることなどから、覚醒後も昼間の生存システムとして、引き続き作動し続けます。ただし意識の覚醒を機に、主システムから従システムに転じます。

そして昼間の主システムである行動システムの作動に伴う、疲労や様々のトラブルを解消し軽減しながら、行動システムの機能を支えます。

このような考察から、行動システムよりも、このシステムの作動を可能としかつ支える、生存システムの方が、より根源的なシステムであることが理解できます。また同じ生存システムであっても、主システムとして作用する、睡眠システムとしての生存システムの方が、より強力にその機能を発揮することが推測されて来ます。

そこで、「昼間行動中、従システムとして作動する生存システムと、夜間睡眠中、主システムとして作動する生存システム（睡眠システム）の、両者の違いとは何だろうか？」という、大きな疑問が生じます。

睡眠中であっても、構成要素である、それぞれの組織や臓器は、それぞれの日内変動の下に、昼間と変わることなく、それぞれの機能を果たします。

ところが少なくとも外見だけから判断すれば、人体が、昼間のように、人間らしく、何かを行っているわけでは決してありません。いわばただ生存するだけです。早い話、私達は夜眠っている間、何も分からぬまま、自分が生きていることすらも忘れて、ただ生きているだけのことです。

このことは良く考えてみれば、人体全体が、単なる行動不可能状態にあるだけではありません。もっとより深く、こういう形でしか生存できない事態にまで、追い込まれているのではないでしょうか。

ただ生きているだけのように見えることとは、むしろ生きることそのものに、その全体そのものを以って、浸り切っているのではないでしょうか。

そのように生存にのみ、専念しているのではないのでしょうか。

そのような姿に陥ってのみ、初めて、人体の存在の根源となる、生存そのものが引き続き継続され、翌日の生存が可能になるのではないのでしょうか。

睡眠とは、見掛けとは異なり、無意識下にただ寝転がっているだけの単なる現象では決してありません。むしろその内部では、人体の存在の根底を形成する、生存そのものに直面し、生存そのものに深く関わっているのではないでしょうか。

なぜならば毎日、疲労がピークに到達する一日の終わりには、人体の仕組みの根幹であり、人体の生存様式を司る、行動と生存の両システムが機能不全に陥るからです。

このことは生存の本来の姿を発揮する意識が失われて、生存の意義そのものが失われることです。

この両システムの機能不全の実態が、脳脊髄神経系の機能不全に他ならぬことを、すでに指摘しました。このことは人体自身が、その根幹となる中枢機能を失って、一種の生存の危機に瀕することに等しいと言えます。言葉を換えれば人体はその仕組み上、毎晩、一種の仮死状態に遭遇しなければなりません。

この生存の危機が眠ることによって、回避されるのであれば、睡眠がこのような生存の危機を脱するメカニズムそのものに、直接関与しているのではないでしょうか。睡眠そのものが、生存を可能とする、何らかのメカニズムに携わっているのではないでしょうか。人体の生存において、睡眠を欠く生存様式が成立しないことも、そのためではないでしょうか？

そして疲労がこのような生存の危機をもたらす仕組みであるために、むしろ生存が日々維持されていくのではないのでしょうか。

そのような生存そのものを司る仕組みが、直接、具体的に存在するのではないのだろうか。

このような疑問が、次々に湧いて来ることを禁じ得ません。

またこの事は疲労を除去して、健全性を回復し、最良の人体状態（生存の質）を確保するだけではなく、このように健全性を維持する形で、生存そのものを維持しているのではないでしょうか？

なぜならば生存する本来の姿とは、人間として行動する姿、あるいは行動することが可能な、健全な姿であるからです。

このように夜毎、睡眠によって、健全性を維持する形で、日々の生存そのものを獲得しているのではないでしょうか。このように次の一日の生存が確保され、このような一日一日の積み重ねによって、一生を過ごすのではないのでしょうか。

また生存システムが主システムとして作用する場合と、従システムとして作用する場合の、機能上の決定的な相違が、ここに存在するのではないのだろうか。

このような疑念が益々膨らんで行きます。

したがって睡眠モードの何らかの出来事の中に、生存の仕組みを解く鍵が存在します。このように改めて暗示されて来ます。

繰り返しになりますが、眠る前に、大量食したとしても、睡眠に何らかの影響を与えるわけでは決してありません。

睡眠中に高カロリー輸液などを行ったとしても、睡眠時間が短くなったり、睡眠が決定的に不要になることはありません。このようにご飯を食べても、疲れが消失したり、睡眠が不要になるわけでは決してありません。この事実は以前に指摘した通り、人体の仕組みを究明する場合、一つの角度からだけでは、その全容を解明することができないことを、深く示唆します。

特に睡眠中の人体内部における、出来事を窺い知るためには、全く別の視点からの、深い洞察が必要であると考えられます。

ここで生存に関する直接的な考察を行うに当たり、特に睡眠に関する、幾つかのポイントを、整理しておきたいと思います。

一. 睡眠とは一日の行動終了時に到達する、行動と生存、両システムの機能不全状態であり、行動不可能状態である。その原因は行動が発生する疲労にある。疲労とは行動システムを先導する、生存システム自体の機能低下ならびに機能不全に伴う現象である。生存システムとは脳脊髄神経系のことであり、両システムの機能不全とは、脳脊髄神経系の機能不全に他ならない。その結果行動不可能状態である睡眠に至る。

二. 睡眠はこのような行動不可能状態の原因となる、疲労（疲労荒廃状況）を解消して、生存の意義である行動を再び可能に導く、行動準備状態である。

三. 睡眠中作動する睡眠システムとは、基本的に生存（健全性維持）システムである。この生存システムの機能は、疲労の解消を含めて、行動を阻害する、あらゆる障害を改善し解決する、健全性維持にある。さらに生存システムの本質は、行動にとって最適かつ最良の状態を確保する定常にある。このように人体状態には、行動にとって最適かつ最良の状態、一定の最良状態が存在する。生存システムとは定常システムであり、この方向性の下に作動する。睡眠中、疲労解消し健全性ないし定常を維持することによって、翌日という新たな生存を獲得し継続する。

四. 人体は睡眠中、疲労の本質である、脳脊髄神経系の機能不全を改善し、その健全性を回復することによって、人体全体を再び行動機能と生存機能の両者が完全に備わった、行動可能な人体状態に準備する。逆に全身の中枢である脳脊髄神経系は、人体全体を統御し、人体の二大機能である行動及び生存（疲労解消、健全性維持、定常）を司る。

五．生存システムは夜間睡眠中主システムとして、即ち睡眠システムとして作用する。夜間睡眠中は疲労を完全に除去し、健全性と定常を確保して、翌朝からの行動を可能とする。定常あるいはこれに近い許容範囲以内の良好状態に至り、行動に対する準備が完了すれば、意識が覚醒し自意識が回復して、行動モードに移行する。翌日意識覚醒後も、生存システムは従システムとして機能し、疲労を軽減することによって、主システムである行動システムの機能を補完する。

六．飲食物をその源とする体外性エネルギーは、主として行動システムを作動して、疲労を産生する。したがって疲労解消を担う、直接的なエネルギーではない。

七．睡眠から目覚めないことは、やがて目を覚ます昏睡などを除けば、即ち死を意味する。この観点から睡眠が、生存そのものに深く関わる。何よりも人体の生存が、行動と睡眠という二大生存様式を反復することによってのみ維持される。したがって睡眠は生存の意義である行動に対して、その前提を提供するため、生存そのものを維持すると考えられる睡眠を欠く生存は成立しない。

八．疲労解消機能だけに絞っても、睡眠に代わる生理機能は、他には存在しない。皆無である。

先ず両モード、即ち行動システムと睡眠システムが、どのようにその主従を交代するのでしょうか。

特に主システムの交代を中心に考察します。

その交代に当たっては、生存システム即ち脳脊髄神経系の中枢であり、人体全体の中枢である脳において、両システムを統括する、さらに高位に位置する機能、つまり生存様式や意識を司る機能が関与します。

疲労の結果睡眠に陥る直前で、従システムとして作動していた生存システムが、その疲労解消能力（あるいはこれを中心とする健全性維持能力）を失います。それに伴って主システムである行動システムの活動能力が低下し消失していきます。相前後して、睡魔の中に、行動意識が急速に後退し、行動能力が完全に失われ、行動モードが一旦終了して、入眠します。

このように両システムが同時に機能不全に達して、行動不可能状態に至り、行動モードが終了します。並行して行動を持続し、またその内容を決定する行動意識が消失します。少なくともこの段階で、両モードの交代に関する高位の機能が、すでに関与します。

生存様式を司る高位の機能の働き、行動モードの終了、睡眠意識の再開。おそらくこのような流れで進行すると考えられますが、具体的な詳細を正確に語ることはできません。

これらの一連の流れを大きく、〝生存様式の交代〟という出来事として把握します。

見掛け上は、意識の交替に伴う形で、生存様式が交代します。

行動意識が後退して睡眠意識が台頭し、意識状態が変容することによって、生存様式が交代します。

生存様式の交代によって、それまでの主システムである行動システムを支えて来た、従システムの生存システムが、主システムとして、改めて作動を開始します。それまで限定的な働きであったと考えられる、昼間の生存システムが、新たな主システムである完全な生存システム、即ち睡眠システムとして、再び復活することです。

このように全身の機能上の方向性が、行動モードから、睡眠モードに切り替わります。人体全体である全ての組織臓器群が、この指示に従います。

脳脊髄神経系の中でも、全身の中枢である脳の命令によって、主従が交代します。その結果それまで陥っていた行動不可能状態から、行動準備状態への移行が、初めて可能になります。同時に疲労解消機能を含む健全性維持機能が再開され、行動可能状態の最良状態である定常に向けて、人体全体がこの機能に集中します。

最終的に翌一日の行動に対する、行動ならびに生存両システムの能力が再び活性化され、行動準備状態が完了します。同時に行動可能状態が再び獲得され、中枢である脳からの生存様式の交代という命令によって、主従が交代し、全身が睡眠モードから、行動モードに転じます。その結果行動意識下、再び行動モードが再開されます。

このような機序で、活動と睡眠という、二種類の異なった全身性機能が交互に発揮されます。

このように脳における生存様式の交代という命令によって、全身の機能上の方向性が決定されます。

いずれにしても翌朝再び人間の行動を始めるためには、行動システムが主システムとして復活すること。

そして生存システムがこれを支える、従システムとして回復し、両者揃って再作動しなければなりません。

それでは睡眠中に、どのような変化が生じれば、行動不可能状態から行動準備状態に転じ、翌朝再び行動可能状態を獲得することができるでしょうか？

これまでとは全く異なる、人体にとって、文字通り回天的な、新たな事態が出来《しゅったい》しなければなりません。

第二項　内因性エネルギー（命）と生存システム

このことを考えるために、行動システムと生存システムの、両者の関係を改めて考察します。

行動システムが主システムとして、作動し始めたばかりの早期の時間帯に、疲れが生じることはありません。このことは生存システムの機能（特に疲労解消機能）が、十二分に発揮される状態にあることを意味します。行動に伴って生じる疲労が、生存システムの十分な機能によって、いわば発生した瞬間、その一瞬一瞬に即時消失します。このような働きによって、疲労が表面化することなく、行動が継続されて行きます。当然行動も捗ります。

ところが時間経過とともに、疲労や倦怠感が出始め、行動システムの機能に翳《かげ》りが生じて来ます。

既に述べたように、昼間の生存システム（従システム）の疲労解消能力には限度があり、行動システムの機能によって、この能力が消費されて行きます。

行動システムの能力は、見掛け上疲労の産生とその増大によって次第に減少し、最終的に夜間入眠時に消失します。他方生存システムの能力も、行動システムによって消費されて漸減し、平行して入眠時に終了します。両システムの機能不全の原因は見掛け上、行動システムにありますが、より直接的には、その上位に位置する、生存システムの疲労解消能力の喪失あるいは限度以上の低下にあります。


このように入眠時に、それまで作動していた、両システムの能力が失われます。

ただしこの両能力の喪失が、人体全体にとって、どの程度のものであるかは即断できません。しかしこの現象によって、これらを含めて全身の機能が、一時的あるいは瞬間的にせよ、大幅にダウンすると考えられます。その生存の意義を放棄して、生存様式を交代させてまでも、人体自身を継続しなければならない、いわば一種の非常事態に突入します。

このような人体全体が直面する、最大の機能停止状態つまり行動不可能状態の直接の原因は、生存システムの機能不全にあります。

従って人体全体が、再び行動可能な状態に蘇るためには、生存システムそのものが再び息を吹き返して、強力に蘇る他はありません。

この為には、想像を越えた、何らかの大きな出来事が必要となります。二進《にっち》も三進《さっち》も行かない、身動きのとれない、この機能停止状態を脱出するためには、それまでとは全く別の、第三の要因が新たに台頭しなければなりません。

このような何らかの新たな事態が出現してこそ、人体は翌朝、文字通り再び目を覚ますことが可能になります。

この新たな出来事が、脳における生存様式の交代という命令の下に、睡眠モードに移行することによってのみ出現すると理解できます。そしてこの新たな一大要因が、無意識下睡眠中継続して大きく作用し、機能し続けることによってのみ、疲労が完全に解除され、その他の健全性も回復し維持され、両システムが再び息を吹き返して、翌日の行動が可能になります。

このような形で、人体自身の生存が、翌日に継続すると考えることができます。

新たな要因と言っても、飲食ではないことは明らかです。

それでは睡眠中に何が起きるのでしょうか?

入眠することによって、主システムとしての睡眠システムが、どのように復活するのでしょうか。

それこそは人体が、最大のピンチを自ら切り抜ける、文字通り、「起死回生の、新たなる生存の鍵」であると言わなければなりません。

生存システムの機能とは、疲労解消を含めた健全性維持機能であり、もっと広くより本質的には、人体状態を行動にとっての最良状態に導く、定常という機能です。
ところが昼間行動中と夜間睡眠中の生存維持機能を比較すると、同一システムではあっても、その能力に雲泥の差があることが分かります。行動から睡眠に移行するだけで、人体が発現する機能が大幅に変容します。

昼間は定常はおろか、その時々の疲労の発生を防ぐことに、汲々とするだけで精一杯です。しかもその能力には限りがあり、漸減し、最終的に表面上は枯渇して、機能不全に陥ります。

これに比べて行動不可能状態の直接の原因である、疲労荒廃状況、即ち脳脊髄神経系の機能不全を夜間完全に解除するためには、昼間の制限された生存維持能力では、到底力不足であると言わなければなりません。まして現時点では生存システムはすでに、昼間の能力を使い果たして、完全な機能不全の状態に直面しています。

「起死回生の、新たなる生存の鍵」を求めて、ここでは入眠することによって、生存システムの能力が再び活性化されること。さらに大幅にバージョンアップされて、改めて主システムである、真正の睡眠システムとして再開することに着目します。

機能不全に陥った生存システムの機能が、再び強化され、主システムである睡眠システムとして、再び発動するためには、人体にどのような変化を来たすことが必要でしょうか?

このことを考察するために、自然の事実から一旦離れて、人体が物質によって成立する、物質構造物であるという、もう一つの原点に改めて戻りたいと思います。

システムとは物質構造物そのものです。したがってある特定の機能（あるいは機能系）、およびこれを実現する一連の構造(あるいは構成要素)、そしてこれを作動するエネルギーから成立します。

前述の通り、動的な物質構造物の代表は、自動車を始めとする機械類です。

一般に動的物質構造物は、その基本的な仕組みとして、その意義とする特定の動作つまり機能と、機能を発現するための構造と、そして構造を作動して機能を実現するエネルギー（あるいはエネルギーとそのシステム）によって成立します。

このように動的物質構造物は、機能・構造・エネルギーの三大要素を不可欠として成立します。

人体も、物質によって成立する物質構造物です。

そして人間としての活動を含めて、人間であることの全てを表現します。つまり人体とは人間として機能する、動的物質構造物であり、物質代謝という、所謂《いわゆる》生命現象を特徴として存在し生存する、生物としての動的物質構造物です。

このように人体とは人間の全てを発現するという方向性の下に、全体が一つに統一された、動的な物質構造物です。つまり人体としての構造を有します。構造を構成する要素として、各種の組織や臓器、そしてそれらの単位となる細胞、核、遺伝子などが存在します。これらの中には、固定的な成分と流動性の成分が存在します。またこの他に、これらの場で行われる物質代謝が構成要素として含まれて来ます。物質代謝に関わる、全ての回路や、電子なども含めた物質の全てを構成要素として、人体が成立します。つまり人体を構成する全ての要素によって、その全構造が成立します。

以上をまとめれば、人体を動的な物質構造物という観点から把握すると、固定的な成分だけではなく、流動性成分を有し、かつ物質代謝を特徴とする物質構造物です。

人体が発揮する人間の全てとその全能力は、これらの構造を形成する全ての構成要素、ならびにこれらの全ての関係性の上に、人体の機能として発現されます。


それでは動的物質構造物において、構造や機能自体に変化を生じることなく、その機能が低下したり消失したりする場合、その原因をどこに求めれば良いでしょうか?

物質構造物としての構造も機能にも、何らかの異常や破綻や破壊が起きるわけでは決してありません。その能力が徐々に低下し、最終的にその能力が見掛け上失われるだけです。

構造と機能の両者が予め定められた一定不変の要素であり、両者に直接関係のない、変動という出来事（現象）であれば、動的物質構造物の第三の要素である、エネルギーシステムに、その原因を求める他はありません。エネルギーそのものが、その量において、変動するという側面を有するからです。

したがってその原因は、構造を作動して機能を発揮する、エネルギーシステムの変動にあります。この変動は日夜繰り返され、日内変動における可逆的な、一時的な状態にしか過ぎません。人体の仕組み上の変動の一つです。エネルギーの供給路などのシステム自体も、日内変動の中にあるだけです。何らかの損傷や特別な異常などを来たす訳では決してありません。

明らかに変動する要因は唯一つです。

エネルギー量そのものの変動です。

即ち動的な物質構造物の機能低下や不全は、エネルギーが消費され、漸減し、最後に枯渇してしまうことが原因であることが理解できます。

もちろん枯渇といっても、人体全体から見て、百パーセント完全に消失するわけではありません。昼間の行動に対するエネルギー量の分だけ減少します。つまり行動不可能状態に転落する量にまで、必然的に低下します。

エネルギー量が十分に確保される間は、問題が生じることはありません。エネルギー量があるレベル以下に減少して行くことによって、機能上の劣化が始まります。

このような考察から、昼間の生存システムの機能低下ならびに機能不全の原因が、昼間同システムを作動する、エネルギーの量的な減少ならびにその消尽にあることが判明します。

ここで行動および生存システムにおける、エネルギーについて考察します。

先ず体を動かすためには、人体という動的物質構造物を作動する、エネルギーが必要です。

私達は空腹になれば、動く元気がなくなります。体を思うさま動かして、十分に行動するためには、飲食物を体外から、適宜摂取することが必要です。飲食を止めてしまうことは、動き回り活動する元気、即ち力、エネルギーの源が補給されないことを意味します。

行動システムが正常に作動を継続するためには、飲食物が必要十分に摂取されること。行動システムを支える生存システムが機能し続けること。この二つの要因が満たされている限り、そして疲労が発生しない限り、行動システムは、理論上完全な形で、作動し続け得ると考えることができます。

例えば行動開始後疲労が発生する以前の時間帯に、空腹のため活動能力が低下した場合でも、適度に飲食すれば、行動能力は以前の状態に復帰します。飲食は行動の一環として行なわれるため、その行為自体が行動を妨げることはありません。また飲食を妨げる睡眠中であっても、消化管中に残留する飲食物が、引き続き消化吸収を受けます。また飲食に由来する、貯蔵エネルギーも存在します。

そこで行動システムの機能不全の直接の原因を、そのエネルギー供給に求めることはできません。また飲食物から得られるエネルギーによって、疲労が産生されます。

このことは飲食物に由来するエネルギーによっては、疲労が解消しないことを意味します。そして飲食物由来の体外性のエネルギーが、主として人体が行動するために使われる、行動専用のエネルギーであることが理解されます。

このように飲食物に由来する体外性のエネルギーでは、疲労が解消することはありません。少なくとも同エネルギーは、生存システムに直接的に関与するエネルギーでは決してありません。

人体の根幹となる行動及び生存システムは、人体を共有し合い、機能上密接に関り合いますが、疲労の産生と解消という、相反する機能を有するために、構造上は、それぞれが独立したシステムとして存在します。

行動システムを直接作動するエネルギーが疲労を解消しないため、少なくとも飲食物に由来する体外性エネルギーが、生存システムを第一義的に作動することはありません。

そこで両システムをそれぞれ作動するエネルギー自体も、相互に異なることになります。

それでは睡眠中生存システムを作動し、かつ同システムを睡眠中の主システムである睡眠システムとして作動する、このエネルギーはどこからどのように、供給されるのでしょうか?飲食物に由来するエネルギーでないとすれば、それ以外の別のエネルギーが存在することを意味します。

ここに新たなエネルギーの存在の可能性が浮上して来ます。人体において行動可能状態が、そのまま行動不可能状態に転じることによって生じる、自然な仕組み上の、新たな唯一の出来事は、行動意識から睡眠意識への移行、即ち睡眠意識の台頭です。つまり行動不可能状態に陥れば、自然の仕組み上、生存が継続する限り、人体の機能上、必然的に睡眠意識が出現します。

この睡眠意識の出現という、新たな事態の展開を契機に、ただの行動不可能状態でしかなかった状態が、そのまま行動準備状態に変容します。

行動準備状態に変容することは、機能不全に陥った生存システムが再開することです。このことは睡眠意識が出現し、睡眠モードに移行することによって、その時点で既に枯渇した、同システムを直接作動する、固有のエネルギーの供給が、再開されることに他なりません。少なくとも、同システムが再開されるためには、その固有のエネルギーが、再び供給されることが不可欠です。

生存システムを再開させる、このエネルギーは飲食物のように、外界から摂取されるわけではありません。

　ということであれば人体の奥深い内部で、このエネルギーが、自律的に新たに再供給されると考える他はありません。そのような供給源が存在するとすれば、自然界をおいて他には存在しません。

　このエネルギーの供給が開始されることは、機能不全に至った、同システムの再作動に契機を与えることであり、翌日の行動に向けて、最良の人体状態の再確保に向けて始動することです。つまりそのままであれば死に移行すると考えられる、いわば仮死状態から、再び翌日の全き生存に向けて、生存システムが再開することです。つまり脳脊髄神経系の機能が再開することです。

　ここまでの考察から、睡眠モードに切り替わることによってのみ再始動する、そのような生存そのものに直接関わる、何らかのエネルギーならびにそのシステムが存在すると考えられます。


　このエネルギーを、「体外から獲得する飲食物に由来しない」という意味で、ここでは〝内因性エネルギー〟と呼ぶことにします。

　これに対して飲食物に起因する体外性エネルギーを〝外因性エネルギー〟とします。

　この内因性エネルギーの補給は、行動モードから無意識下睡眠に移行して、意識状態が切り替わることによってのみ、つまり全身の中枢である脳における、生存様式の交代という命令によってのみ、自律的に再び開始されます。（睡眠の他、昏睡などを含めた意識障害下においても、程度の差を問わなければ、同様の可能性を否定できません。）

　このエネルギーは、飲食物とは別の意味で体外から、つまり自然界から供給されると考えられます。ここまでの考察に立てば、このような内因性エネルギーとこれに関わるシステム、即ち生存そのものに直接関わる、何らかのシステムが存在しない限り、翌朝再び目を覚まして、活動することが不可能です。

このように生存を継続して生存を直接司る、内因性エネルギーが存在するとすれば、古来、生存の原理として伝承されて来た、「命」の概念に該当します。

ここで内因性エネルギーとその供給に関わる領域を〝生存固有領域〟と呼ぶことにします。人体の生存に固有に関わり、内因性エネルギーを供給して生存を直接可能とする、生存を直接司る、唯一の領域という意味です。この中には、生存様式の交代等を含め、生存に直接関わる機能の一切が含まれます。なぜならば行動不可能状態が行動準備状態に転じない限り、翌朝の目覚めを迎えることがないからです。即ち生存を継続することができないからです。

同領域は生存システムの最上位である、脳に存在します。脳の成長過程の原点となり、根源となります。したがってそれ以降の全身に対する、中枢としての役割をも果たすことになります。前述の生存様式の交代を司ります。同領域を具体的に指定することが出来ないため、同領域を含めて、総合的に脳と表現します。

行動意識から睡眠意識に転じ、睡眠意識が台頭することを契機に、人体全体が行動モードから睡眠モードに、その生存様式を交代することによって、内因性エネルギーの供給が始まります。

このような特別の新たな事態の出現を契機として、人体は行動不可能状態から、この状況を脱する行動準備状態に移行することが、初めて可能になります。

翌日の行動モードを再び実現するため、疲労荒廃状況の解消と健全性の維持に向けて、内因性エネルギーが必要十分なだけ大量に供給されます。その結果行動不可能状態がそのまま行動準備状態に転じて、生存システムが本来有する、最大の能力にまで賦活化されて行きます。この作業は夜間睡眠中続行し、その全過程を通して、翌朝最高の行動可能状態を確保し、翌日の行動モードを可能に導きます。

以上が生存システムが睡眠中主システムとして、即ち睡眠システムとして果たす機能の全容です。したがって睡眠システムの実態とは、必要十分な内因性エネルギーを供給する生存固有領域、ならびにこれ以降のこれに直結して、これにサポートされながら作動する生存システムの、両方を含む、生存にとって根源的なシステムであることが理解されます。

そして昼間覚醒時、従システムとして作動する生存システムとは、生存固有領域のバックアップを欠く、狭義の生存システムであることが分かります。

このように内因性エネルギーの供給によって、生存システムである脳脊髄神経系が、翌日の行動に向けて再び始動します。

このことから脳脊髄神経系を作動する、その主たるエネルギーが内因性エネルギーであることが理解されます。

エネルギーが枯渇して機能不全に陥った脳脊髄神経系は、必要なエネルギーが補給されることによってのみ、その作動が再開されます。

その結果その機能が改めて発揮され、生存システムも回復します。生存システムの回復とはその疲労荒廃状況の解消であり、この機能の再開によってのみ、翌日の行動に向けての、人体状態の改善が可能になります。また生存システムの機能の劣化に伴い、特にその最終段階に急激に発生すると考えられる、行動システム自体の大小様々な支障も改善されて、最終的に両システムが完全に回復し正常化を果たします。

生存システムの実態とは脳脊髄神経系であり、行動システムの中枢としての実態も生存システムであり、脳脊髄神経系に他なりません。

この場合の脳脊髄神経系とは、狭義上は構造としての脳脊髄神経系ですが、広くはこれに機能上直接的に関連する、全身の統御や維持などの、中枢性機能に直接関わる全ての諸機能が含まれて来る可能性があります。そこで脳脊髄神経系自体の構造や機能が正常化され、これらの中枢性の機能が活性化されて、全身の生存の質、人体としての質つまり人体状態が、最良状態（ないし準最良状態）にまで回復して定常が確保されます。

これを生存システムとして把握すれば、その最上位に独立的に位置し、かつその中核である生存固有領域を通して、内因性エネルギーが大量補給されることによって、機能の活性化が再開されるだけではなく、その能力が飛躍的に増大し、その最大の能力を獲得します。

その結果脳脊髄神経系の機能も再確保され、生存システムが再作動して、この間に行動システムの支障や異常なども含めて、全身の様々な疾病や外傷なども改善し、最終的に全身の疲労荒廃状況が解消されます。

これに伴って疲労感や倦怠感なども除去されます。

さらに行動システムを支えて作動する、翌日の生存システムに対しても、その分の内因性エネルギーが補給されます。しかし意識の覚醒を以って、この補給が自動的に終了します。このため補給されるエネルギー量に限度を生じ、その結果昼間の生存システムの能力が限界を有することになります。

また行動意識が覚醒するために必要な状態や能力も準備されます。

最終的に人体状態（生存の質）が、快適な行動を可能とする、ある一定以上の良好な状態を確保します。時には最良の定常状態である、いわゆる絶好調に至る時もあります。

定常状態（一定の変動域を有する）の、良好な人体状態が獲得された時点で、最高位にある脳が主システムの交代を命じて意識が覚醒し、自意識が作用を開始して行動意識が発動し、一日の行動が始まります。この場合の最高位の脳の機能とは、例えば眠たいけれども起床しなければならないなどの、主体的な意識も含まれて来ます。

このような形で夜間睡眠中行われる、内因性エネルギーの供給は、結果として、翌日の生存と行動を可能とする量を限度として行われます。

生存の仕組み上、このような制限を有するため、夜毎の供給が必要となります。夜毎発現する、生存固有領域を含む、この生存システムは、行動不可能状態に陥った、無意識下睡眠中にのみ発動します。このシステムを発動し調節するメカニズムが、睡眠をもたらす、疲労の産生と解消です。

行動不可能状態とは、人体の本来の生存の姿を失った、生存に関わる、一種の危機状態であると捉えることができます。

したがって日常の睡眠以外にも、生存の危機に直面する、昏睡を始めとする、あらゆる種類の意識障害下の状態においても、同様に作動する可能性があります。同時にその可能性が低下しあるいは失う場合もあります。

また翌朝覚醒時には人体全体の健全性が維持されることによって、行動ならびに生存の両システムが復旧し、行動可能状態を回復します。つまり生存上の、本来の姿に回復する形で、翌日の新たな生存が改めて確保されます。

このように一日一日の生存が確保され、その積み重ねによって、一生を過ごします。

第三項　内因性エネルギーの保全力

ところで内因性エネルギーの供給が開始された後、生存システムの作動がどのように再開されるのかを、再度考察しておかなければなりません。

ここまで生存システムの劣化つまり脳脊髄神経系の機能低下が、その末端から始まり、最終的に中枢神経系の中枢である脳に至ると推測して来ました。

人体全体から見れば、その表面や末端部分などの違和感や体動などから始まり、一日の終わりには全身の倦怠感や疲労感に達し、最終的に極度の眠気から行動意識の喪失に至るからです。人体全体の現象としてみれば、確かに末端から全身、そして中枢へと進行して行きます。

しかし行動に伴って、生存システムの作動エネルギーがある程度以上消費されれば、脳脊髄神経系全体としての劣化が始まり、その消費とともに進行して行きます。この劣化の影響は末梢部分の方が受けやすく、中枢部分はその限度まで温存されると考えられますが、確言はできません。


疲労ないし疲労荒廃状況の直接的な実態とは、生存システムである脳脊髄神経系の疲労荒廃ですが、これを二種類の要因に分けて把握することができます。

一つは作動エネルギーの減少であり、もう一つは生存システムそのものの、狭義の疲労荒廃です。

前者については、今述べた通りです。

行動システムを支えながら作動することは、生存システムが行動システムを作動して、間接的に、生存の意義である人間の行動を行使することです。

このことは生存システム自らが、自らを消費し消耗しながら作動することであり、その裏返しとして、いずれは整備され回復されなければならない、自身における、何らかの荒廃状況を生み出すことを意味します。

またエネルギーの再補給だけを考えた場合、まず行動システムを念頭に置けば、それ程の時間を要しないと考えられます。

さらに生存システム自体の回復は、生存の意義である、行動を完全に放棄した状態での話です。このような一種の非常事態に陥るにも関わらず、エネルギーの補給だけに、一日の四分の一から三分の一の、長時間の手間を取るようなシステムであると考えることは到底困難です。

そこでもう一つの要因である、脳脊髄神経系自体の疲労荒廃が、改めて注目されます。

生存システムの劣化は脳脊髄神経系の劣化であり、これが疲労のより大きな直接的な原因です。このことは、脳脊髄神経系を作動する固有のエネルギーの減少とともに、同神経系が、何らかの生理的な損傷を受けて、疲労荒廃状況を産み出すことをも示します。この荒廃はあくまで日々繰り返される、生理上の正常範囲の変動です。しかし生理的であり可逆的ではあっても、それなりの時間を要する、「過酷な生理的損傷」であると表現できます。

そこで内因性エネルギーが補給されれば、生存システムが直ぐに作動を始める訳では決してありません。

同時に、生存システム（脳脊髄神経系）に生じた、生理的な疲労荒廃状況、「過酷な生理的損傷」が回復されなければなりません。そのためには、その中核となる生存固有領域を通して供給される、固有のエネルギー自体が、生存システムに起きた荒廃状況を、直接的に治癒回復する能力を有することが不可欠です。

このように内因性エネルギー自体が、エネルギーとしての性質だけではなく、脳脊髄神経系における、組織の荒廃や損傷などを修復する、ある種の治癒力や修復力を推進する、何らかの回復力を併せ持つことが判明します。そうであれば神経組織等に限らず、全身の組織に対しても、その働きを担うと考えられます。これらの力を広く、人体における〝保全力〟と呼ぶことにします。

この保全力について広く考察すると、内因性エネルギーとは命であり、命とは人体全体に対して、生存を保証する力であると言えます。

いわば生存を担保する力であり、命自体が有する、このような保全力によって、まず生存システム自体が保全されます。さらに生存システムに留まらず、全身に対する保全力としても、直接作用します。これに回復した生存システムの機能が加わって、人体全体の健全性が確保されると考えることが可能です。

以上を生存システムの機能の中に含めることにすれば、生存システムが発現する健全性維持機能とは、旧来指摘された、いわゆる〝自然治癒力〟の別名であることが理解できます。自然治癒力とは人体の自然な仕組みの上から、人体全体の生存と維持を図る、全身性の機能であり、定常であり、命と命によって作動する生存システムの働きであることが分かります。

ここで内因性エネルギーが供給される場、生存固有領域が、どこに存在するかを改めて推測します。

生存システム即ち脳脊髄神経系の回復は、内因性エネルギーの供給を、最後まで受け続ける場から再開されると考えるのが妥当でしょう。この行動可能状態を最後まで維持し続ける最後の場とは、行動意識を発動する場のことであり、脳の意識中枢ないしその近辺、ないしこれに直結する領域から、その再開が始まると推測されます。また原始的な生命維持という点からは、脳幹等も関って来ます。

いずれにせよ生存固有領域の場を、具体的に特定することは不可能であるため、また広範な作用を有する可能性も否定できないため、これを広く脳として把握することにします。

そして生存システム中を、その末梢に向かって、疲労荒廃状況の解消が進展して行きます。しかし末梢の荒廃よりも、その中枢における回復に、遥かに多くの時間を消費すると考えられます。

第四項　内因性エネルギー（まとめ）

この項の最後で内因性エネルギーの本質を、次の四つに要約します。

一つ目は内因性エネルギーとは、飲食から後天的に獲得されるエネルギーに先立ち、先天的に生存そのものを可能とする、生存を司るエネルギー（生存エネルギー）である。

このようなエネルギーが存在するとすれば、個体が発生する以前から存在し、両親から賦与され、これを先祖代々遡れば、本来は自然界に根源を有する、自然エネルギーである。

これらを総合すれば、内因性エネルギーは、古来伝承されて来た、「命」の概念に該当すると考えられる。（ただし命の定義等について、現時点では明らかではない。）

命である内因性エネルギーは、自然界から、脳を通して、睡眠意識下にのみ、自然界から供給される。

二つ目として内因性エネルギーは、全身性の中枢システムである、脳脊髄神経系を直接作動する、主たるエネルギーとして作用する。

脳脊髄神経系には飲食に由来するエネルギーも関与するが、より根源的には、命である内因性エネルギーが直接的に関わる。

三つ目は内因性エネルギーは、人体全体に対する保全力として作用する。

脳脊髄神経系を通して、全身隅々にまで浸透し、その全てを保全する。その保全力としての能力には、当然限度を有するが、その保全力が十分に発揮されれば、生存システムの健全性維持力と相俟って、人体状態を健全に良好に、時には絶好調に導く。これらの全体が全身性の維持保全機能を果たし、いわゆる自然治癒力の実質として作用する。

四つ目は内因性エネルギーが、脳脊髄神経系を介して、全身隅々の全てに送り届けられる。

朝覚醒時の人体状態においては、人体内部の全てにこの内因性エネルギーが必要かつ十分に存在する。即ち命が全身を満たして、全身を作動することによってのみ、本来の生存が可能となる。内因性エネルギーとは、生存エネルギーであり、命である。また必要に応じて、活動エネルギーとしても作用する。

定常の中でもその最良状態を示す、絶好調の人体状態では、この内因性エネルギー、命が全身に満ち溢れる。

第五項　生存に関する考察

最後に人体の生存に関する、ささやかな考察を試みたいと思います。

人体には、その存在自体が有する二つの側面があります。物質という側面と、自然という側面です。人体は物質の集合体であり、物質によってその構造が成立しており、その意味で人体とは、物質世界に存在する物質存在です。他方人体とは、元々自然界に生存する生物であり、自然そのものであり、その意味で自然存在でもあります。

自然とは、私達人間から見た時、私達を含めこれを包み活かしている、山や川を含む、この広大無辺の全ての世界という意味です。

自然とは、文字通り、自《おの》ずから然《しか》るべくという意味ですから、私達人間が出現する以前から、既に存在する、あるがままの全ての世界を網羅する捉え方です。その実態そのものを問う表現ではありません。また宇宙そのものを直接意識する表現ではありませんが、結果的に宇宙それ自体を指すことになります。

現在ではこの自然（あるいは宇宙）には、物質世界と、物質の源となる、一般に素粒子と呼ばれる物質以前の存在（あるいは世界ないし次元）が知られています。この点から自然（自然界）には、現代的な観点から、物質以前の世界（非物質世界）と物質世界の、次元を異にする、少なくとも二つの世界が存在することになります。物質世界は非物質世界を背景に存在するため、物質世界は非物質世界を母体として、そこから生じ、物質世界を構成します。

これをより現代的に表現すればエネルギーの世界と質量の世界です。

東洋的に換言すれば、非物質世界とは陽の気の世界であり、先天の世界です。これに対して私達が直接生存し生活する世界は物質世界であり、東洋的な表現を用いれば、陰の気の世界であり、後天の世界です。（東洋的とは古代中国における、太極理論に基づくことを意味します。太極理論については、最終章を参照してください。）

このように物質によって成立する物質世界は、自然界の一部を構成します。

物質存在である私達が、この人体自身（五官の働き）を以って直接認識できる世界は、物質存在によって成立する物質世界だけです。より厳密に言えば、物質世界のさらにその一部に限られます。

それ以外の微視的な物質世界や、その背景を為す自然界を直接認識することはできません。

ここでは五官感覚に拘らず、物質によって成立する世界を物質世界と呼びます。またこれを、私達人間が直接存在する、現実世界とします。

そこで物質存在としての人体の生存の成立に関して、自然存在という角度から、この二つの世界との関連性を踏まえながら、簡潔な考察を試みたいと思います。

人体は物質によって成立する物質存在ですが、元々自然存在であるため、物質世界の母体となる自然界の原理原則に従って、この現実世界に存在します。

自然の仕組みの下に、現実世界（物質世界）に物質存在として出現し、人体という形態を有し、生存することによって、その全経過を辿ります。物質存在であるため、物質世界における直接的間接的な影響下に存在しつつも、本質的にはその始まりから終わりまで、本来の全体である自然界の法則の下、自然存在としての経過を辿ります。

ここでは物質存在である人体が、自然界の仕組みの中で、その存在がどのように始まり、完成された人体として、どのように成立していくかを中心に、その生存の過程を推論します。

なお人体の基本的な構造は、これまでの通り、脳脊髄神経系、内臓諸器官系、皮膚感覚運動器官系の、三つの構成要素から成立します。

もう一度まとめると、私達人間から見た場合、自然あるいは自然界（宇宙）は私達が存在し直接認識できる、その意味で現実世界、即ち後天的な物質世界と、その前提となり根源となる先天的な非物質世界との、次元を異にする、二つの世界から構成されます。

このような認識に立てば、私達が存在する、この物質世界とは、その前提となる非物質世界の、表れの世界であることが分かります。

そこでそれぞれの物体も人体も、この物質世界に存在することは、これを可能とする、何らかのメカニズムが、非物質世界から物質世界に作用することです。

なぜならばこの現実世界に、何かが存在するに当たっては、全く何も無いところに、その特定の姿をもって、突然出現することは不可能であるからです。一見そのように見えたとしても、それ以前の出現の過程を、眼あるいはこれに代わる何らかの手段によって、明らかに確認することができないだけのことです。

たとえば、春になれば植物が芽を吹き、成長する姿の背景には、その前提や根源や過程があることを、私達は既に知っています。私達がその認識器官によって、直接認識することができないだけのことであることも了解しています。

このように全ての存在や現象の奥には、その原因や発生の過程が存在します。したがってこの物質世界に存する、全ての存在の根源と根拠とを、私達が眼で確認することの不可能な物質世界（物質世界の微視的な世界）と非物質世界に求めなければなりません。

私達が普段眼にする、あらゆる存在や現象とは、これらに先立つ、それぞれの特定の原因が、非物質世界に予め存在し、それが物質世界に直接関ることで、物質世界における、その特定の萌芽となり、そこから生じる何らかの過程を経て、その結果として表れた、存在や現象です。

私達は、そのような表れの世界（物質世界）に存在します。

その原因をどこまで遡ることが可能であるか。あるいはそのそもそもの最初の始まりとは何かという問題がありますが、両者とも、その正解に言及することは不可能です。

しかしさし当たっての問題として、人体という物質現象（物体とその現象）が存在することは、これを遡れば、まず近くには物質次元に最初に表れた始まりである、〝生存の出発点〟が存在します。


人体は誕生から死までを生存する、期間限定的な物質存在であり、また自然界に発生した生物であり自然存在です。

人体としての生存に、受精卵あるいは新生児という、明らかな始まりがあり、死という終わりを以って完了することは、生存の期間、生存という現象が継続することです。その折々の姿に色々な変動や変化は生じますが、個体の生存という現象だけに着目すれば、生存することは、人体全体によって表現される、生存という一つの自然現象です。したがって一つの生理現象に異なりません。

このことは人体に、生存という生理現象を直接可能にするメカニズムが働くことであり、より具体的には生存という機能と、これを可能にするシステムが存在することを示します。この生存を可能とするシステムを抜きにして、人体が成立することはありません。

これを生存システムとすれば、同システムには、生存という機能と、この機能を担う構造（物質要素）と、その構造を作動し、生存機能を発現するために要するエネルギーの、三大要素が不可欠です。

生存システムは、生存の始まりから終わりまで、生存の全期間を通して、生存機能を発現して、その生存を可能にします。

したがって生存の出発点も、機能・構造（物質要素）・エネルギーから成立します。


先に指摘した通り、生存の始まりとは、単に現象としてのみの生存が始まることでは決してありません。

つまり何かがいきなり始まることはありません。何もないところには、何も生じません。生存が始まることは、生存を可能とする、何らかのメカニズムとその実態が作用することによって、ある個体の生存が始まることです。

一般に現象には、その現象を可能とするメカニズム（及びその実態）が必ず伴います。このような原因があって、その表れという結果を生じます。

換言すれば現実世界における生存の始まりとは、生存が可能となるメカニズムが、初めて作用することによって生じた、〝生存の出発点〟のことです。この出発点が生存システムの始まりであり、萌芽であり、まず原始的な生存固有領域そのものを形成します。このような生存のメカニズムが作用するからこそ、生存が始まります。そしてそのメカニズムが継続して機能するからこそ、その後の生存が継続し、生存する全期間にわたっての生存が可能になります。

生存の出発点を失うことは、生存の根拠を失うことであり、その結果、その機能を担う物質要素が終了して、生存そのものが消滅します。

この生存システムこそが、現実世界における生存という現象をもたらす、直接の原因であり、現実世界における生存の出発点の、物質的かつ具体的な表現です。

個体としての具体的な人体の始まりとは、両親に由来する受精卵であり、その元は父の精子と母の卵子です。

両者は、それぞれが一つの独立した細胞であり、生命体であることから、生存の出発点が、独立的に具体化した存在として把握することができます。人体はこれらの受精卵が細胞分裂することによって構築されるため、全身一個一個の細胞に、生存の出発点と、その具体的な表れである、生存固有領域ないしこれに該当する部分が包含されます。

さらに遡れば物質世界における、これらの出来事に先立ち、それ以前に、これを可能とする、何らかの原因や要因が、物質世界の母体である、非物質世界のレベルで働いたことを示します。

物質世界とは、その前提となり根源となる、非物質世界の表れの世界です。私達が存在するこの物質世界に、新たな出来事や存在をもたらすのが、非物質世界に生じる、何らかの出来事です。

この物質次元の出来事の出発点として表現される直前の、非物質の次元の出来事、つまり非物質世界の最後の出来事を直接の原因として、物質世界に新たな存在の萌芽ないし出発点が出現します。

ここでこの物質次元の出来事の出発点にとって、その直前の、非物質世界における出来事を、出発点に先立つ、直接的な原点とします。物質次元から見た、非物質世界における、ある個体としての〝生存の原点〟です。

この原点が真の意味での原点であるかは不明です。元々の始まりであるのか、一つの通過点であるのかなどを、この時点では問うことをしません。このような表現をとる理由は、それ以前のことに言及することは不可能であること。またあくまでもその後の、物質次元の世界の出来事についての考察を進めるためであるからです。

これを仮に生存の原点とします。

本論の考察では、物質次元の出発点の全てが、非物質世界における、この原点に依拠します。生存に関わる、非物質世界の原点も、そこから表われる物質世界の出発点も存在しなければ、生存が始まることも、その後の生存が成立することもありません。全てには原因が存在して、その結果が生じます。

物質世界から見れば、生存の原点は、少なくとも次の二つの性質を有します。

第一に、物質世界における物質存在として、どのように存在するかという、その個体としての基本となる理念を有します。この理念の中には、これを具体化する全ての情報が含まれます。この全ての情報を、形態と性質という表現にまとめます。（先に述べた出発点のメカニズムで言えば、構造と機能に相当します。）

原点が有する理念に従って、この物質世界の出発点を形成し、ある完成された物質存在までに到達し、その後の生存の期間を経過し、最後に生存を終了します。その個体にとって、これらの生存の全経過を与える、その元となる、これらの原理としての理念が必要です。

第二に、個体としての原理としての理念を、ただの観念に終わらせることなく、物質世界に一つの新たな具体的な現象として開始するためには、これを具体化するエネルギーが不可欠です。

この両者によって、「新たな個体（物質存在）としての理念を担うエネルギー」が、非物質世界における、いわば実態を有する原理、即ち生存の原点として成立します。


次に非物質世界の原点が、物質世界の出発点に転じる過程は、次のように推測されます。

非物質世界に生じた生存の原点としての、「新たな個体（物質存在）としての理念を担うエネルギー」が成立すれば、その成立を契機に、物質世界に対する方向性を獲得し、物質世界への働き掛けが開始されます。このように、「新たな個体（物質存在）としての理念を担うエネルギー」（生存の原点）が物質世界に突入ないし流入することによって、非物質世界からのエネルギーの供給と物質化が可能になります。その始まりがそのまま、物質世界における生存の出発点に転じます。

したがって物質次元における出発点は、非物質世界の原点が、そこに包含される方向性を有するエネルギーの働きによって、物質世界との交流を可能とするメカニズムを獲得することによって生じます。このようなメカニズムが作用することによって、物質世界における新たな生存の出発点が出現し、物質世界における実態を有する原理として確立します。

非物質世界における原点、即ちこのような方向性を有するエネルギーが、それらの結果として、物質に転じる第一歩を踏み出すことによって、非物質世界から物質世界に流入するメカニズムを成立させます。

これを物質世界から見れば、物質存在としての特定の人体という理念を担った、非物質世界のエネルギーが、物質世界に表われることです。このことは、物質世界に非物質世界からの、新たなエネルギー供給システムが出現し確立することに他なりません。さらにその後も、非物質世界からのエネルギーの供給が継続してこそ、物質世界に引き続き存在することが可能になります。

このようにそれ自体に、非物質世界からのエネルギー供給システムを固有する一点（萌芽）は、その個体にとって、「物質世界における、実態を有する生存の原理（以下、生存の原理）」となり、その後の生存を可能とする、生存の根源を形成します。

この生存の根源が生存の出発点であり、前述した生存システムの萌芽となり、生存固有領域を形成して、全生存期間にわたって作用します。

このように生存の出発点とは、非物質世界の生存の原点が、物質世界に出現した一点（萌芽）です。この生存の出発点が、直接的には生存固有領域として作用して、生存の根源と化し、生存機能の中核として作用します。そこからその後の生存が継続し、生存の全期間を経過します。このような生存に関する直接的なメカニズムが存在して、生存の始まりとその後の全期間の生存と、その終焉が初めて可能になります。

以上を物質構造物という点から見れば、その非物質世界の生存の原点も、物質世界の生存の出発点も、物質構造物の三大要素である、性質（機能）、形態（構造）、エネルギーによって成立します。

この三者の中では、当然、非物質世界ではそれぞれの実質となるエネルギー（陽の気）が主体を演じ、また物質世界では、その表れである物質ないし物質素材（陰の気）が主体を担って、現実世界に表現される、完成した人体へと化していきます。

個体としての人体の始まりは、父の精子と母の卵子に、直接由来する受精卵です。

これまでに述べた生存の出発点が、生存の根源として、父の精子と母の卵子を通して、出現したばかりの受精卵の中に存在します。生存の出発点がどのように細胞となり、また精子、卵子、そして受精卵へと変化して、具現化して来たかを知ることは、壮大な生命の歴史を遡り、その起源を尋ねることです。

いずれにせよ生存の始まりであり、出発点である、生存の根源が存在し続けること。そして機能し続けることによってのみ、生存が継続します。

この生存の根源は、生存を直接司る出発点として、受精卵にも、成人した人体にも存在します。受精卵が分裂を繰り返して、完成された成人体へと発達成長していく過程で、生存の出発点は、人体を基本的に構成する、一個一個の細胞に内蔵されます。

人体全体として捉えれば、新しい理念を担ったエネルギー（原点）が出発点として、物質世界に一旦表れれば、生存固有領域を根源として、物質存在としての性質（機能）と形態（構造）の獲得を目指して、完成された人体に向けて成長していきます。

出発点に含まれた理念に従って、そこに物質素材が集合し始め、物質存在としての完成の道を辿り、その後の全経過が進行して、人体の完成に向かいます。

このことは最初の微細な萌芽でしかなかった、根源としての個体の始まり、即ち生存の出発点が、物質世界から見れば、先天的な要因である固有の理念とエネルギーとその供給システム（生存の原点）の働きの下に、生存の原点を通してその物質要素を増大させていくことであり、最終的に完成された、各種の組織や臓器にまで発達し成長することです。

理念に従って、各種の機能を担う、それぞれの個別の構造要素（組織や臓器）が、その内部に集合的に表われて、人体という統一体としての完全な構造を構築します。

その過程で、萌芽でしかなかった生存の根源（生存の出発点）自体も、物質世界でより具体的に機能することを目標に、物質存在としての形態を有して顕在化し、人体全体にとって、生存の根源としての形態を獲得して、個別の器官を形成します。

これが生存固有領域です。

生存固有領域とは生存の根源であるため、その後に表れる人体部分に対して、必然的に中枢機能を担うことになります。これらを包含して、人体全体に対して根源かつ中枢を果たす、独立した領域を形成します。

これが脳です。

この生存固有領域は人体内部において、エネルギーの供給という点から、自然界との直接の交流を可能とする、結果として最も末端である頭部に、人体の根源として局在することになります。人体の根源であるため、それ以降の末梢に対して、つまり全身の中枢としても作用します。

さらにその他の人体部分、即ち全身に対する伝達網が形成されます。脳に直結して表われる脊髄であり、全体で脳脊髄神経系、即ち生存システムを構成します。

これに続いて、それ以外の器官も、そこに包含される独自の理念に従って形態を有し、人体のそれぞれの部分を形成し、最終的に人体内部で局在します。これが行動システムです。特に生存環境と直接的な関わりを有する部分は、同環境に直接接する場を形成します。即ち体表に分布します。これが皮膚感覚運動器官系であり、厳密にはその一部を形成します。それ以外は、体表面に表れることなく、体表面に直結する形で、人体の内部を形成します。同様に内臓諸器官系を形成します。これらの過程で、人体としての、その他の様々な形態や性質も完全に具備されます。

生存システムそのものである脳脊髄神経系は、人体自身の生存を確立し、生存の質（人体における生存状態、人体状態）を確保し、人体自身を保護保全し、生存の本来の姿そのものを維持し継続します。

このように人体自身の生存そのものに直接関連して、いわばその内側（体表面を含めた全体）を整えて、対内的に人体全体を統御します。生存環境である自然界とは、その末梢を形成する、行動システムの体表面等によって間接的に接触します。

以上のように生存システムは、自然存在としての生存そのものに直接関わり、その直接的な、対内的な生存の仕組みを構成して、自然存在としての生存の維持を果たします。

以上は中枢性の先天的対内的な、人体自身の根源的な生存を、日々維持する仕組みです。


ところが生存を広く捉えると、人体が生存システムによって、先天的対内的に、自然存在としての、先天的な生存が維持されるだけでは十分ではありません。

生存システムのこの根源的中枢的な機能の下に、これに加えて、もう一つ別の後天的対外的な機能によって、物質存在としての後天的な生存が維持されます。

後天的な生存とは、物質存在そのものの、物質的な維持を意味します。これを担うのが、対外的に機能する行動システムです。

行動システムは、生存システムが本来有する理念に従い、その生存の意義である人間の行動を遂行します。人間として、生存環境で行動し活動する為には、これに先立ち、その自然界の様々な情報を獲得しなければなりません。

この情報は人体全体の中枢に伝達され、生存システムに発生する人間の意識の下、その情報に基づく具体的な活動内容が、中枢から下される命令として、下位に伝達されます。その命令の下に、人体全体の動作となり、人間の行動を司る、後天的対外的、かつその意味で外形上の主体的な仕組みが発揮されます。これらは体表面を形成して、生存環境と交渉しつつ、対外的な機能に従事します。

その機能の一環として、体表において、生存環境である自然界と物質交換を行い、原材料となる物質を獲得します。さらに体内の物質代謝によって、物質存在自身が、物質的に維持され、かつ作動する為のエネルギーを確保します。行動システムの内、前者を皮膚感覚運動器官系、後者を内臓諸器官系が司ります。

現実世界においては、人体とは純粋な物質存在に他なりません。

したがって物質存在として存続するためには、人体自身が物質的に維持されなければなりません。その理由は物質存在としての存続には、本来、限度を有するからです。まず物質の存在自体に限度があります。また人体がいわば自身を消費し消耗しながら、その生存を継続します。物質存在としての人体は、生存するそのことによって、その構造要素を形成する物質要素自体が、それぞれの寿命に応じて、消費され、損耗し老廃化します。このため老廃化した古い物質を新しい物質に交換して、物質存在としての全形態を、終生確保し続けていかなければなりません。

人体自身の構造を形成する物質要素の原材料となる物質は、生存環境であり、自然界である物質世界から入手する以外に方法がありません。

そこで体外から体内に必要な物質を摂取し、全身隅々にわたって、これを利用し、最後に不要となった物質を、再び体外に排泄する仕組みが必要です。外界との物質交換を直接可能とするのは、体外部に存在して、主として摂取および排泄を司る諸器官、皮膚感覚運動器官系です。またこれらに直結して、体内部に局在するのが、五臓六腑を始めとする、内臓諸器官系です。内臓諸器官系において、摂取物が体内部で利用されるとともに、不要物の排泄が準備されます。

これに加えて獲得した物質を必要な物質要素に変化させ、またこれらの行動や活動に必要なエネルギーを獲得する、物質代謝という仕組みを要します。

以上は物質存在としての人体自身の生存を、日々維持する、末梢性の後天的対外的な仕組みです。しかしこれらの生存環境である外界との物質交換や、物質代謝そのものなどは、生存システムの中枢性機能の下に行われます。


行動に必要なこのエネルギーは、生存そのものに直接関わる、根源的な先天的なエネルギーとは、別のエネルギーです。生後飲食から獲得されるエネルギーであり、主として人体自身の物質的な維持と行動に使用されます。

人体は非物質世界からの先天的なエネルギーと、物質世界から獲得される後天的なエネルギーの、二種類のエネルギーによって作動する、物質構造物です。

また物質代謝という働きは、生物としての生存に本質的な役割を担います。

成長した人体を維持するだけではありません。物質を分解したり合成したり、あるいはエネルギーを産み出すため、個体の形成と維持に関わるだけではなく、生存の原点に生存機能の一つとして、非物質世界と物質世界を結ぶ経路の中心に位置します。したがって生存の出発点に、本来包含されます。

以上のように、広い意味での生存の仕組みは、生存システムにおける先天的対内的な仕組みと、行動システムにおける後天的対外的な仕組みの、二種類によって成立します。

その意味で、人体全体が、一つの広義の生存システムを構成します。

以上のように、人体自身の先天的後天的な維持、即ち生存の維持によって、人体は生存の本来の姿に、日夜維持されます。

このような前提となる、最も喫緊の自律的な課題から解放された上で、人体の生存上の、本来の意義を果たすことが可能になります。

人体自身の内外が、最も良好な人体状態に準備されれば、次にその全体に必要な動作や思考などが与えられます。このように人体全体が行使されることによって、人体自身が生存環境と直接交渉しながら、人間の行動を行います。

物質を獲得する行為、摂取つまり飲食という行為や、排尿排便という行為や、空気の出入りなど、自然界との物質交換も、人体自身に本来具有された自律的な働きだけが関与して、その全てが完了するのではありません。

これに人体全体の行動が伴わなければ、本来、これらの行為が始まることも、完了することもありません。（ただし自律的な機能が優先されます。）

このような生存環境における、対外的な人体全体としての行動は、人体全体をそのような行動に従事させる、人体全体にとっての、主体としての判断、意志、命令などの系統が必要です。

この主体の下に生存環境において、対外的後天的に行なわれる、人体全体を使った、自主的能動的な行為が存在します。

これらの能動的な行為即ち人間の行動（人間としての行動）は、時には人体自身の自律的な要求を無視してでも行なわれます。この中心には、自律的な行為とは全く関わりなく、生物としての人体だけが固有する、人間としての自主的な行動である、創造行動あるいは精神活動が存在します。

この精神活動の中核は幸せを求める心であり、人間であることの歓びであり、また新しい物事を産み出す創造精神であり、その能力です。人間性の発露としての、これらが相俟って、人類だけに可能な、高度の文明や、洗練された文化が生み出されて来ました。

人体が能動的に行なう行動全般を、人体が生存する上で必然的に生じる、生存の意義と捉えることが可能ですが、この中から、幸せを求める心と、進歩発展向上を歓びとする創造精神等が表裏一体となった創造行動が、特に生存の意義として、強調されなければなりません。

人体が人間の行動として行なう、これらの活動行為は、人体の各部分がそれぞれに行うのではなく、人体全体に対する中枢機能としての、人間の意識から発せられる、命令として行なわれます。

この中枢機能は、生存システムである、脳脊髄神経系の最も高度の機能として、脳に存在します。受精卵から成人に向けて発達し成長する過程で、人間の意識が芽生え、高次の精神機能を獲得して行きます。

この人間の意識は、人体自身が固有する自律的な働きとは異なって、人体の内部に向けて発せられる意識ではありません。人間の意識は、生存環境である外界において、人体全体を使って、能動的に行動する際に、対外的な中枢として作用します。

人間の意識が人体全体を行使して、人間の行動を行ない、人体の生存の意義を果たします。人間の意識は人体に蔵された、最も高度な機能である精神機能を有して、単なる行動に留まらず、喜怒哀楽などの感情などと共に、創造行動を発揮して、本来の生存の意義を果たします。

これらが即ち人間性の発露です。（ただし人間性はこれだけに限定されません。）

以上のように脳を中核とする生存システムは、内部環境に対する対内的な自律的な機能と、その外側の生存環境における、対外的な自主的な機能の、両者の中枢を果たします。

以上は人体の日内変動における、生存の維持と意義ですが、もう一つ別の生存の変動が存在します。

それが経時的、つまり年齢に伴う生存の質（人体状態）の変動です。

生存の日内変動とも関連しながら、この場合の人体状態には、形状等の明瞭な変化が含まれて来ます。

人体は受精卵を以って母体内部に出現し、胎児として育ち、新生児として現実世界に誕生します。その後成長発達して、成人の人体へと完成します。成長後の人体は、人間の行動に従事するとともに、やがて老化という劣化を経ながら、その最終地点である死へと向かいます。人間としての意志や希望とは関係なく、人体自身は、死という終着点を以って、その生存が終焉を迎えます。

この経時的な変化は、人体固有の変化であり、従って生存の原点ならびに出発点に蔵される、固有の性質（機能）として発揮されます。

人生後半期の経年的な劣化とは、生存エネルギー（命）による健全性維持能力の低下に起因すると考えられます。その原点（出発点）の理念に従って、生存固有領域における同エネルギーの供給能力に対する、何らかの調整が進行すると推測されます。

このように生存システム自体の変動であり、特に「新たな個体（物質存在）としての理念を担うエネルギー」の供給の変動に関わると考えられます。

人体の成り立ちを、生存という観点から考えた場合、以上のような構成や変動や変遷を有することが理解できます。

このような自然としての仕組みから成立する、人体という物質構造物が、その生存環境である自然界の直接の影響の下に、その始まりから終わりまでの全経過を辿ります。

第六項　人体の自然な仕組み（まとめ）

自然としての人体には、その生存環境に依存しかつ連動する、自然としての自然な仕組みが存在します。

人体は、昼夜という自然界の変動に応じて、相反する二つの生存様式（生存モード）を呈し、したがって人体の仕組みの根幹も、それぞれの生存様式を可能とする、二つの相反する全身性二大システム、行動システムおよび生存システムによって成立します。

むしろ人体が自然存在である以上、自然の仕組みの上に成立するしかありません。したがって人体は、その自然の仕組みの上から、自然界に完全に依拠し、かつその変動に直接連動して、人体自身を基本的に運営する、全身性二大システムを内蔵します。

それは自然界の昼夜に従って、人体が呈する、二種類の相反し合う生存様式から明らかになります。

人体が呈する生存の姿から、人体の生存様式は、次の二つの生存モードに分かれます。
一.昼間覚醒意識下の行動状況(行動モード)
二.夜間無意識下の睡眠状況(睡眠モード)

人体には、これらの生存様式を可能にする、次の二つの全身性システムが存在します。
両者は相互に主従関係を構築し、生存モードに従って、主従を交代し合います。
一.行動システム(行動モードを実現する)
人体全体を使った行動と行動体力を提供する
二.睡眠システム(睡眠モードを実現する)=生存システム
人体自身の生存および健全性と基礎体力を提供する

自然治癒力としても作用する

それぞれのシステムの実態とは、次の通りです。
一．行動システム＝（末梢神経系支配領域）
内臓諸器官系（自律神経）および
皮膚感覚運動器官系（脳神経と脊髄神経）
二．生存システム＝（中枢神経系）
脳脊髄神経系
三．生存システム中の生存固有領域＝（全身の中枢）
脳

それぞれのシステムを作動する主たるエネルギーは、次の通りです。
一．行動システムは、外因性エネルギー（飲食エネルギー）の
供給と消費に直接関る
二．生存システムは、内因性エネルギー（命、自然エネルギー）の
供給と消費に直接関る

以上を主システムの観点から見れば、人体は行動、生存の二大システムを、交互に交代しながら、

一日を過ごします。

このように人体は自然そのものとして存在し、自然界の象徴である太陽の運行に随って、その主と従のシステムを推移させながら、一日一日を繰り返します。

人体は、このような自然の仕組みによって生存します。

以上を睡眠を中心に簡単にまとめると、人体の自然な仕組みは、次のようになります。

「人体には、昼間の活動によって、人体自身に生じる、その日一日の疲労荒廃状況を、翌日に持ち越すことなく、日々、一日一日を元気溌剌快適に過ごして、その人生を貫く、自然な仕組みが内蔵されている。

それが昼間の疲労を解消する、夜間の睡眠という機能である。

睡眠とは、翌日の人間の行動を再び可能に導く、明らかな疲労解消機能に他ならない。より根源的に睡眠の機能を表現すれば、疲労等を解消し、健全性を維持することによって、一日一日の生存を夜毎確保し直し、日々、生存を継続する生存システムである。

昼間覚醒中は、飲食から獲得されるエネルギーによって行動が行われ、同時に疲労が産生される。その結果夜半には疲労困憊状態に到達し、行動能力を失って、行動不可能状態である、睡眠に突入する。入眠し睡眠意識が台頭することによって、行動不可能状態が行動準備状態に転じ、内因性エネルギー即ち命が供給されて、翌朝、再び行動可能状態を回復する。このことは生存が、毎晩、睡眠中に継続されていく仕組みであることを示す。

このように昼間覚醒中の人体と、夜間睡眠中の人体とでは、人体自身が全く異なる様相を呈し、互いに相反する働きを行使する。

以上のように人体は、その自然の仕組み上、生存の維持と生存の意義という、中枢神経系ならびに末梢神経系が織り成す二面性を有し、生存環境である自然の変動に応じて、生存様式を交替しながら、生存自体を継続する。

これを換言すれば、人体状態は定常と変動のバランス、昼の行動と夜の睡眠のバランスの上に拮抗する。」

第七項　二つの体力──行動体力と基礎体力

人体を物質構造物という側面から把握した場合、人体を作動するエネルギーが二種類存在し、かつその両者のエネルギーが、二種類の体力として作用することが理解できます。

一つは行動システムを作動する、飲食に由来する外因性エネルギーに基づく体力、行動体力です。もう一つは生存システムを作動する、内因性エネルギー即ち命に由来する体力、即ち生存体力です。後者の生存体力とは、人体状態を整えて、次の行動を準備する基礎的な体力として作用するため、ここでは基礎体力と呼ぶことにします。

物質構造物上の、体格などの構造に関する条件が同等であれば、その機能の発揮される度合いは、作動するエネルギー量に依存します。

人体という物質構造物に作用するエネルギー量が大きければ大きい程、その作業の効率が増大します。同様に二種類のシステムを作動する、それぞれのエネルギー量に応じて、その二種類の機能がより良く発揮されます。

人体の構造上、基礎体力の上に行動体力が成立するため、人体全体としての体力は、基礎体力に依存します。基礎体力が先天的な要因であるため、全身としての体力の有無も、先天的な要因に左右される理由がここにあります。

また人体状態は、両体力のバランスの上に成立するとともに、両者の拮抗状態に応じて、絶えず変動します。

第八項　機械論と生気論

近代西洋に起源する現代医学は、近現代的な自然観である機械論（唯物論）の立場から、死体を解剖することによって、肉眼的にその構造の全容を解明しました。

さらに今日においても、その微細なレベルに向かって、人体の仕組みの詳細に、限りなく肉迫しつつあります。

その結果人体の構造に基づく、客観的かつ緻密な医学を提供し、多くの病いや異常を治癒に導き、コントロールすることを可能にしました。

これは当然のことながら、特筆大書されなければなりません。また今後愈々発展していくであろうことに、殊更異論を唱える者は、極めて稀でしょう。

しかし医学としてこれで十分かと言えば、それはまた別の話になります。

なぜならば、「現代医学が、人間の存在の実態である人体の全てを、果たして完全に網羅する医学であるのだろうか?」という、根本的な疑問が残るからです。

私達人間やその実態である人体を、研究の直接の対象とする学問は、医学を措いて他には存在しません。医学が私達人間そのもの、そして人体そのものを直接の対象とする学問だからこそ、このような疑問が生じて来ます。

この場合の人体とは、私達人間、つまり今生きる人体(生体)のことです。

したがって医学とは、本来、生きる人体全身そのままを対象として、生きる人体そのものの仕組みを語る医学でなければなりません。より広くは人間そのものを対象とします。

ところが現代医学は、ほとんど、死体の解剖からのみ始まったと言えます。

死体を対象とする理由は、もちろん、研究上の実際の手法として、このような方法を選択せざるを得なかったからです。(それは当然のことながら、現在においても、同じ状況下にあります。)

しかしそれはまた別の話であり、死体の解剖そのものは良しとしても、その結果この手法に立脚するだけで、本来の対象である、私自身、即ち生きる人体を、直接語っていることになるのだろうかという、素朴な疑問が付き纏わざるを得ません。

なぜならば、死体に生存を求めることが不可能だからです。

さらに死体から明らかになった人体の構造を元に、人体の様々な現象、換言すれば、様々な機能を、物質レベルでより深く究明することに、そのまま直接移行してしまいます。

構造の研究は解剖学を中心に、そして機能は構造を構成する、それぞれの組織や臓器毎に、生理学等を中心に行われます。

機能とは、当然のことながら、生きた臓器を対象とします。ところが最初の出発点とは死体そのものです。このことは死体から始まったはずの研究が、いつの間にか部分的にせよ生体を対象とする研究に転じてしまったことになります。もちろん人体の事実において、死体が生体に転じることなどあり得ない話です。したがって、医学全体の進展過程として捉えた場合、ここに論理の大きな飛躍を認めざるを得ません。

しかも生体における個々の臓器毎の機能が、基本的には独立的に扱われるため、この場合全身として一つにまとまった、一個の生体を対象とする訳では決してありません。

したがって現代医学が直接対象とする人体とは何かと、厳密に問い詰めれば、基本的には、「死体によってその存在が確認され、かつそれぞれが関係性を有しつつも、ほぼ独立的に機能する、全ての臓器や組織の総和としての人体」ということになります。

そこに医学の最初の出発点であり、直接の対象であったはずの、私達自身である体そのもの、つまり生きる人体の全身の姿を見出すことは不可能です。その結果全身としての人体、引いては私達が人間であるという、原点となる発想を失ってしまうことに繋がって行きます。

いわば人間不在の医学ということにもなりかねません。

しかし現代医学が死体の解剖から始まったことは、極めて幸運であったと言わなければなりません。

なぜならば死体から始めることによって、従来人体の生存の原理と見なされていた、「命」を、人体を対象とする調査や研究から、完全に外すことが可能になったからです。つまり人体を純粋に物質構造物としてのみ、取り扱うことが可能になりました。何の先入観や先立つ哲学など邪魔されることなく、これらから一切解放されて、人体そのものに集中することができるようになりました。いわば物質医学そのものに、純粋に専念できるようになりました。

医学にとって、当時、命は、それまでの宗教や信仰、神話の長い時代を縛り続けて来た、魂、霊魂、幽霊などと、ほぼ同等の存在として見なされていたと考えられます。いずれも私達の肉眼を始めとする五官感覚によって、把握することが不可能であるからです。確かに原理ではあるのかも知れないけれども、現実世界に実態をもって存在するわけではありません。物質構造物として見た場合、物質としての実態を有するわけでは決してありません。

したがって人体を純粋な物質構造物としてのみ把握し、かつ死体の解剖から始めれば、命などに言及する必要などなくなってしまいます。

このように現代医学はその始まりにおいて、科学革命前後の歴史的な状況を背景に、以下に述べるような多少の曖昧さを残しながらも、ある意味で巧妙にも、命と生存を退けることに成功しました。もしこの大英断がなければ、現代医学がこれ程までに発展することはなかったでしょう。その延長線上に現在においても、現代医学が、命や生命そのものを、その研究の対象とすることはありません。また生存という現象そのものを、直接的に追究することはありません。なぜならば生存を暗黙の前提に置き、人体が呈する個々の機能のみを語る医学であるからです。したがってこのまま行けば現代医学が、今後も、命や生存そのものを語ることはありません。

医学としての対象は、これらを暗黙の前提とした上で、あくまでも人間の全てを発現する、純粋な物質構造物としての人体にのみ限定されます。このように物質構造物としての人体そのものに、脇目を振らず、一意専心することによって、人体の仕組みの全容に肉迫することが可能になり、今日の隆盛の基盤を築くことが出来ました。

唯物論に従って、人体を純然たる物質存在として見れば、生体も、それがそのまま転じた死体も、同じ人体である以上、人体という物質構造物であることに、確かに違いがありません。

ところが医学は人体の事実に関する学問ですから、まず人体のそのままの姿を観察することから始まります。

この場合の人体とは、何度も繰り返す通り、本来は、私達自身の姿であり、改めるまでもなく、生きる人体を指します。ところが研究の手法上、死体という、もう一つの人体が登場したため、話が複雑になってしまいました。

医学の始まりに当たり、解剖で人体の内部は観察しても、その外側などの、外観としての人体の事実の観察などは不用であるなどと考える人は、本来であれば、まずいないと思います。

現代医学の始まりを問えば、この人体のそのままの事実に関する観察も、あくまでも人体が物質構造物という立場からのみ観察することになります。

このことは既に述べた通り、人体全体の姿を、即物的に観察することになります。しかし即物的な観察といえども、その観察以前に、私達が生きる人体を既に知っているという大前提があります。したがってその理解を暗黙の了解として、観察が行われることになります。厳密に言えば、即物的な観察のみに、どこまで徹底できるか。一体、即物的な観察とは何か?そのような観察自体が、実際に可能な観察であるのかなどという問題が生じます。

以上は剖検以前の死体全体を対象とする観察においても、同様のことが言えます。

またそのような観察であれば、当然のことながら、私達自身である、生きる人体のありのままの姿としての、自然観察ではなかったことになります。

現代医学における人体の観察には、このような曖昧さが残ります。このような曖昧さのまま、何か暗黙の了解の下に、いわば見切り発車する形で、医学が始まったのではないだろうかという、拭い切れない疑念が湧いて来ざるを得ません。

結局現代医学はその始まりに当たって、人体の観察（死体も含めて、外観上の人体の自然な事実の観察）を一切行うことなく、死体の解剖から直接始めたのではないのかという話にも落ち着きます。

（例えば眼球の視覚機能を語る時、それが人体のありのままの事実に基づく視覚機能を、暗黙の内にも認めた上での、物質的なメカニズムの追究であるのか。それとも物質的な探求の結果到達し判明した、物質レベルで、いわば証明された事実としての視覚機能であるのかなどの問題が残ります。）


人体の自然な事実に関するこのような観察が、どのようなものであったにしろ、現代医学の眼目は、機械論の下、物質レベルでどこまでも追究するという点にあります。

その結果それぞれの構造（あるいは形態）の実態、つまりその構造が有する機能の、物質的なメカニズムを解明することになります。（この機能と構造という用語には、様々な段階の機能と構造があり、その最小単位は個々の構成要素における機能と構造であり、大きくは全体における機能と構造を指します。）

そして人体の異常や疾病とは、正常な機能を発現できない状態にあることです。そこでこれらも含めて、それぞれの物質的なメカニズムを知ることができれば、人体に対して、物質的な手段を用いて、直接的間接的に介入する方法を産み出すことに直結します。そこで臨床上病者に対して、様々な異常や疾病を診断し、治療することが可能になります。

現代医学は、実際そのように発展して来ました。


機械論によって、人体の全ての事実が解明できるかどうかは、少なくとも、次の二つの点から検証されなければなりません。

一つは機械論によって、どのような仕組みが解明できるのか。端的には何が分かるのか。もう一つは機械と人体の相違点がどこに存在するのか。

まず第一番目の機械論の問題点である、「機械論によって、何が解明できるか」について考察します。

唯物論に基づく解明方法を、わざわざ機械論と称する理由があります。

それは全ての存在が、物質のみによって構成されるだけではなく、特定の機能を発揮する物質構造物であれば、機械をその代表として扱えることができるからです。

そしてこの点においては、人体も同一の存在として把握することが可能になるからです。したがって機械の仕組みを調べるのと、同じ手法によって、人体の仕組みを調べることが可能になります。

さらにもう少し具体的に言えば、機械を創造する目的と、その目的を実現するための過程を想起することによって、機械に代表される物質構造物の仕組みを改めて解明できるという発想があるからです。

機械の特徴は、その存在意義（あるいは存在目的）となる、特定の機能を発現することにあります。特定の機能を発揮するためには、これを可能とする、何らかの仕掛けとしての構造が不可欠です。機械が目的とするその機能は、機械を構成する構造に基づいて発揮されるからです。構造は、これを構成する、各種類の構成要素、つまり全ての部品とこれらの関係性から成立します。

したがってある機械の仕組みを調べようとすれば、機械を最小単位の部品にまで分解します。次いでそれぞれの部品の働きや役割などを明らかにします。同時に部品同士の関係性を究明しながら、その関係性を次第に全体に向けて広げていけば、最終的に機械の目的とする、特定の機能を発現する仕組みが判明します。

これから理解されるように、この方法は、機械が内蔵し発現する特定の機能（目的）が、どのような仕組みによって、発現されるかを究明する方法です。この場合の仕組みをより正確に表現すれば、機械が、その目的とする機能を発現するための仕組みであり、直接的には機能を担う構造（構成要素）を指します。

さらに先に述べたように、物質構造物としての人体の実質を形成する、人体としての機能と構造だけではなく、その構造を作動して、構造が担う機能を発揮するためのエネルギー（及びそのシステム）にも言及することが不可欠になります。

機械の一般的な原理となる、三大要素、機能・構造・エネルギーの三つを明らかにすることです。

このように機械の仕組みを解明することは、その機械が呈する特定の機能が、どのようなメカニズム（仕組み）によって、発現するかを究明することです。

このような機械論を人体に応用すれば、人体が蔵する機能としての、人間の全てという機能が、どのような仕組みで発揮されるか。換言すれば、機能がどのような構造によって発現されるかを求める方法として、適用することになります。

より具体的には、人体において、機械論の三大要素である、機能と構造とエネルギーの、具体的な実態を明らかにすることを意味します。

この方法は、確かに、人体の機能とそのメカニズムの詳細を審らかにする、有用な方法であり、これ以外の方法を、現時点で思い付くことは不可能です。またこのような知識無しに、医学が成立することもありません。

ところがこの手法がどれだけ優れた方法であったとしても、この手法のみで、人体の全てを語ったことになるのかと尋ねられれば、その答えは少なくとも現時点では依然としてノーです。

なぜならば人体には、機械とは全く異なる側面が、明らかに存在するからです。したがって機械論を採用すること自体が、同時に機械論の対象から外れる、人体の別の側面については、また別の方法で究明しなければならないことをも意味することになります。

そこで第二番目の機械論の問題点である、「機械と人体の相違点がどこに存在するか」について考察します。

もちろん私達の体が、純粋な機械そのものであるなどと思っている人は、まずいないでしょう。

もう少し詳しく見詰めて、人体と機械には、どんな違いがあるのかという話になります。たとえば機械論から見れば、人体にとって死体とは、機械が動きを止めた状態に匹敵します。したがって機械を分解して、個々の部品を確認することと同様に、死体を切り開き、内部を分析して、個々の組織や臓器を確認します。次にそれぞれの組織や臓器の働きや役割や、さらにそれらの関係性を調べて行けば、人体全体の仕組みが理解できます。

人工的な産物である機械は一度、電源を落として、作業を一度中断しても、再度、電源を入れれば、もう一度作動して、その機能が再開され、その目的とする作業に従事することが可能です。他方人体は、一度、その作業を中断してしまえば、それはそのまま死を意味し、二度と蘇ることがありません。

まして一度バラバラにした、組織や臓器をまとめ直して、もう一度生きる人体を再現するなど、想像することすら、誰一人考え付かないことです。

また人体が物質構造物である点から、機械論の下に、死体と生体を同一の人体として扱えば、死体とはエネルギーを失った生体と見なすことになります。

もちろん死者が生者に甦ることはありませんが、機械論の下では、このエネルギーに対する厳格な言及がなされなければなりません。

また機械とは、本来、私達人間の手によって産み出された、人造物です。

ここに複雑怪奇な謎の機械が存在したとしても、機械である限り、元々、全てが知り尽くされた、人為的な既知の産物にしか過ぎません。したがって基本的には、機械論に従って、その全貌が解明され得る対象であることに代わりがありません。

ところが私達人間、人体とは、その全てがこれから究明しなければならない、本来は未知の存在です。しかも人間の手ではなく、自然から産み出される存在です。単純に存在するだけではなく、機械が決して有することのない、生存という様式で存在します。したがって人体の全てが機械論のみによって解明されるわけでは決してありません。このような発想が生じても、何の不可思議もありません。

本来、医学の始まりに当たって、当然、想起され、検討されるべきテーマでした。

以上をまとめれば、人体と機械の相違点は、何と言っても、生物と非生物という、存在様式の違いに集約されます。

機械は人為的に造り出された、非生物としての物体としての存在です。

したがって存在の成立そのものに関するメカニズムが、改めて問われることはありません。

なぜならば機械は人工の産物であり、その存在そのものの成立過程が明らかであるからです。もし問われるならば、それは仕組みに先立つ、部品を含めた機械そのものの製造方法等に関する話であり、少なくともこのような見方そのものは、人体を対象とする医学の直接的な範疇からは外れます。

これに対して私達の体とは、本来、自然界に生存する生物であり、自然そのものとして生存します。つまり同じ存在であっても、単なる存在ではなく、生存という形で存在します。人体は単に物質構造物（物体）として存在するだけではなく、誕生という形で、最初から生存しかつ動きながら、生物として存在します。したがって生存という現象に関する、また別の角度からの究明が必要であることが分かります。

そこで機械論の立場から観れば、その守備範囲からは外れてしまう側面を、どのように補うかという、新たな問題が提起されることになります。

具体的には人体における生存という、機械には存在しない現象が、どのような仕組みによって発現されるのかという問題です。

生存を語るためには、生きる人体そのものを、もう一度、見直してみる他に方法はありません。生きる人体を対象とする探究であるならば、当然ながらその生きるそのままの自然な姿の、自然観察から始めるしか、他に方法がないからです。

生きる人体の事実、自然としての事実を、まず確認しなければなりません。すべては、その後《あと》の話です。

そこで本書では、自然としての角度から、人体の仕組みを論じて来ました。

そして人体には命を根源とする、自然としての仕組み（人体の自然な仕組み）があるという結論に到達しました。

その呼び方が何であれ、命あるいはこれに該当する存在の、その科学的根拠を究明することこそが、現代に課せられた、正しく焦眉の急であることに相違ありません。

なぜならば現代医学が発祥当時、その探究を、自ら封印してしまったからです。したがって生存の仕組みと命の有無の解明こそは、現代医学自らが、背負わなければならない、今日における最大の責務であると言わなければなりません。

人体が物質存在であると同時に自然存在であることは、誰の眼にも明らかな、万古普遍、不変の事実です。両者の観点を正式に併用するならば、人体の仕組みの解明に、少なくとも、さらなる拍車が掛かるであろうことは間違いがありません。

歴史的に機械論と生気論という二つの考え方があり、両者の間には、長年の確執が存在して来たことも確かです。

機械論とは、人体を純粋な物質構造物として捉えれば、その全ての解明が可能であるとする自然観です。他方生気論とは、人体が成立するに当たっては、人体が自然であるため、自然に由来する、命という先天的な要因が不可欠であるという自然観です。

後者の生気論とは、本書で述べて来た、人体の自然な仕組みに異なりません。

この二つの考え方の対立は、いわば東西を二分する、年来の抗争のようにも思えて来ます。

人体とは私達自身のことであり、医学が治療のみならず、人間を対象とする学問であるならば、その実態としての人体は、あらゆる角度から究明されなければなりません。

このことに気が付けば、人体の自然な仕組みと命の有無は、今後の最大のテーマの一つとなるでしょう。

これまでの考察から、人体の仕組み上、機械論は生気論へと導かれ、また生気論も機械論を欠けば、人体の仕組みの全貌を語ることができません。正しく洋の東西のように、両者は、不可分のものであり、その表裏一体を以って初めて、人体の仕組みを語ることが真に可能になります。

東西が互いに歩み寄り、その手を取り合い、胸襟を開き、互いに相携え合うことこそが、私達人間のさらなる幸せと、人類のさらなる発展をもたらします。

第六章 ● 古代漢方医学（要約）

最後に、人体の自然な仕組みを考察する切っ掛けとなった、古代漢方医学について、簡単に触れておきます。

なぜならば同医学が、人体の自然な仕組みに立脚する医学であるからです。

第一項　古代漢方医学という考え方

現在日本で行われている漢方医学とは、症状や病名などに応じて、適切な保険漢方製剤を選択するだけの医学です。

漢方製剤が色々な角度から、現代的な多彩な検証を受けることも事実ですが、そこに医学としての、本来の理論を認めることはほとんどありません。

したがって漢方医学としての医学理論を知りたいと思えば、各種の古典もさることながら、何よりもその伝統を担う中医学（伝統中国医学）に、関心を向けざるを得ません。

ところが中医学を学んで行く内に、現代から振り返れば、その理論には、曖昧な部分や理解困難な部分が散見されることに気が付きます。その大きな原因が、立脚する自然観が古代中国特有のものであり、今となっては了解不能であることにあることは確かです。ところがここに、もう一つの大きな原因が存在します。それは何千年という歴史の風雪に晒される間に、その理論の一部が風化したり、曖昧さが生じたことを否定できないことです。

私達人間が今も昔も、同じ人体によって生存することに変わりはありません。したがって人体自身に関する理論の中の、風化したり曖昧になってしまった部分については、現代医学を根拠にして、その本来の姿を復活させることができる可能性があります。

中医学のテキストを読んで分かることがあります。

それは医学としての基本的な構成が、現代医学とほぼ一致することです。特に目次を参照すれば、直ぐに理解できます。

このことは古代医学ではあっても、現在でも通用する考え方に立脚する、正式の医学であることを意味します。したがって現代から見れば、了解が困難な部分があることも確かですが、本来はその根本原理さえ理解できれば、現在でも納得の行くはずの医学であったことが分かります。

そこで漢方医学が発祥した当時の、元々の医学理論とは、一体どんな医学理論であったのだろうかという疑問が湧いて来ます。

そのような眼で伝統中国医学を見つめ直した時、発祥当時の医学理論には、次の三つの要素があることに気が付きます。三つの要素とは、三つの自然観のことを指します。

一つは私達人間およびその実態である人体が、本来自然そのものであるという考え方があります。

次にその自然（宇宙）が、「太極理論《たいきょくりろん》（〝陰陽五行と気《いんようごぎょうき》〟）」という、当時の自然観に基づいて存在するため、その一員である、人体もまた太極理論によって成立します。

最後に太極理論自体から、また人体を解剖してその具体的な実態を確認したことから、人体を物質存在として扱ったことが分かります。

これらの考え方の中から、まず人体が自然存在であることは、今も変わりのない事実です。

また自然としての仕組みを知るためには、人体の自然なあるがままの姿を観察するしか、他に方法がありません。このことについては、既に十分述べて来ました。

次に太極理論である、〝陰陽五行と気〟の気に対しては、現代的な認識ではないため、気そのものに、直接言及することはできません。古代医学として扱う以上、気をア・プリオリの存在として認め、その上で、医学としての特徴などを考察するしかありません。気については、その側面を考察するに留めることになります。

ところがこの中で陰陽五行という用語は、一般的抽象的な表現です。

太極から生じ、宇宙を構成する、最小単位の根源的な素材を、「気」と呼びます。そしてこの現実世界において、気が実際に個々の存在と化す原理を、「陰陽五行」と呼びます。

陰陽とは、互いに相反する要素であり、陰陽のそれぞれが、次の次元の陰陽に二つに分裂し、これを繰り返しながら、特定の存在に向けて完成して行きます。その途中で、五行（五大要素）が表われ、全体を構築して行きます。

その結果人体も、陰陽五行という構成によって存在することになります。

医学上、人体に陰陽五行という用語を用いることによって、人体が陰陽五行と表現することが可能な、構造上機能上の何らかの、基本的な構成を有することを示唆します。

その基本的な構成が、具体的に何を指すのかについては、現代医学の知識に基づいて、この実態を解明することが可能であると考えられます。

特に五行に対しては、肝心脾肺腎（肝臓、心臓、膵臓、肺、腎臓）という、具体的な臓器が既に設定されています。ところがその一方で、中医学のテキストには、陰陽に対する、人体上の具体的な指定がありません。陰陽とは、人体の構成上、最も根源となり、出発点となる二大要素です。

そこで人体における陰陽が、具体的には、一体何を指すのかという疑問が生じます。この疑問を解くためには、発祥当時に存在したと考えられる、本来の医学理論を尋ねることが必要です。

と言っても医学そのものとしては、膨大な内容です。そこで特に陰陽の実態のみに絞って検討した結果、その基本的な考え方を解明することができました。またこれに沿った診療を行うことができるようになりました。

漢方医学がその発祥に当たって有していたと考えられる、これらの医学理論を中心に、古代漢方医学と呼ぶことにします。

これを検証するに当たっては、中医学のテキストなどの他、近思録《きんしろく》と黄帝内経《こうていだいけい》などを参考にしました。朱子学の著作である近思録から、〝陰陽五行と気〟（太極理論）の考え方。古代漢方医学の理論書である黄帝内経から、人体（人身）における陰陽の基本的な考え方を、特に参考にしました。

第二項　古代漢方医学の要約

近思録によれば、太極から〝陰陽五行と気〟という原理によって、この宇宙（自然）が形成されます。

その母体となる太極から、宇宙の素材となる気がまず生じます。

気は運動しながら、宇宙自体を形成しつつ、次第にその内部を具体的に構築していきます。この運動する気は、その一部が動きを止めて、物質として顕現し、特定の存在として表われます。この現実世界（物質世界）の内部を一つ一つ構築して行きます。その結果現在の宇宙が存在します。それが様々な星雲であり、銀河であり、星々であり、太陽、地球、そして地球上の山々や海や川であり、そこに生息する各種の動植物であり、そして私達人間です。

太極から表われ、動き回る気を「陽の気」と呼び、動きを失って、物質として顕現した気を「陰の気」と称します。

このようにまず気自体が陰陽の二つに分裂します。

物質として生じた陰の気は、また次の陰陽に二分裂し、さらにそれぞれの陰陽が次の陰陽に二分裂しながら、最終的に特定の存在として、この現実世界に存在することになります。この早い過程で、その構成上、五大要素に該当する五行が現れます。

人体で言えば、太極から表われ動き回る陽の気から、動きを失って物質と化す陰の気が表われ、その内部で次々に陰陽に分裂を繰り返しながら、各種の構造を形成しつつ、完成された人体という物質構造物に向かいます。

実際に父の精子と母の卵子が合体した受精卵は、内部で二分裂（卵割）を繰り返しながら、新生児を形成して行きます。このような自然としての現象を認めることが出来ます。また人体自体が純粋な物質存在であり、物質構造物であるという認識は、現代にも一致します。

ところが話はこれからです。

陰の気だけであれば、動きを完全に失ってしまうため、動き回り生命現象を有する人体（生物）として完成することは不可能です。

そこで人体（生物）が生来動く性質（生命現象）を獲得するためには、動く性質を保持したままの陽の気が、何らかの形で、人体の成立に直接関ることが不可欠です。これが命です。このように人体が生命現象を有するためには、その成立過程で、先天的に陽の気が直接関らなければ、人体として完成することはありません。

人体そのものは確かに陰の気一色の存在ですが、これに陽の気が直接関ることによって、人体が完成します。

それでは陰の気、陽の気の両者が、具体的に人体にどのように関っているのでしょうか？

その答えが黄帝内経に記された、「人身の陰陽を言う時は、背を陽とし、腹を陰とする」という文章に、直接認《したた》められています。

この文章の通り、陰の気の要素が腹を中心とする前面に集中し、他方陽の気の要素が背中を中心に後面に集中して、全身を構成します。

既に述べた通り人体の自然な仕組み上、前面には行動システムが、後面には生存システムが配されて、全身を運営します。

前面の陰に該当する行動システムが、脾（消化器官系）を中心とする、後天的なシステムを形成します。同システムからは、消化器官系を通して、飲食物に由来する後天の気が発生し、日中の人間の行動を支えます。その一方で後面の陽に該当する生存システムが、腎を中心とする先天的なシステムとなり、陽の気、即ち命が先天の気として、同システムに直接作用して、人体自身を維持します。

後天の気も先天の気も、物質構造物としての人体の構造を作動して、人体の機能を発現するエネルギー、気エネルギーとして作用することが理解されます。

五行（肝心脾肺腎）の内の、脾と腎は、臓器（五行）としての機能に止まらず、脾は後天の本、腎は先天の本と呼ばれます。なぜならばそれぞれが後天の気、先天の気の発生や供給に直接関わるからです。したがって五行の働きを越えて、それぞれが、「臓器としての機能＋気エネルギー」という、最大の機能を発揮し、かつ両者が相互に相反する働きを担い、人体を二分するため、これを人体の陰と陽として把握することが可能です。

厳密に言えば、物質構造物である人体を根本的に作動する、この二つの気エネルギーこそが、人体における陰陽の真の実質です。

以上のように古代漢方医学においては、陰陽によって、人体の構成上の主要な骨格が、具体的に表現されていたと推測されます。

その詳しい内容は、既に人体の自然な仕組みとして、これまでに述べた通りです。

第三項　新しい保険漢方製剤の使い方

一般的には対面する病者の症状や病状に対して、適切な製剤を処方することから、具体的な治療が開始されます。

ところが人体における陰陽五行の実態が、ほぼ明らかになった現段階では、新しい考え方が浮上して来ます。

陰陽五行を、いわば人体の生理上の基本ソフト（OS、オペレーティング・システム）として把握すれば、これを直接活性化することによって、人体状態即ち体質を改善することに直結します。直面する症状等に対応する以前に、あるいはこれと並行しながら、症状の原因となる、体質そのものを直接改善するという、新たな漢方診療を行うことが可能になります。

陰陽を中心に、陰陽五行を直接活性化する、各種の漢方製剤を組み合わせて処方すれば、これを実現することできます。

具体的には八味地黄丸《はちみじおうがん》と十全大補湯《じゅうぜんたいほとう》を合方《ごうほう》すれば、この陰陽五行という、基本ソフトを直接賦活化することができ、特に虚証と呼ばれる病態に対して、積極的な効果を挙げることが可能になります。

この八味地黄丸合《ごう》十全大補湯という合方を基本方剤と定めて、病者やその時々の症状等に応じて、加減し、また変方しながら、診療を進めていきます。

この方法は、従来の症状や病名などから選択するだけではなく、古代漢方医学の〝陰陽五行と気〟という基本理論にも立脚し、かつ漢方製剤を構成する、個々の生薬の基本的な性質や効能にも着目することが可能な、新しい診療方法を提供します。

なお古代漢方医学の立場から言及すれば、疲労とは、気血水の異常に他なりません。

以上、古代漢方医学について、簡単にまとめました。

第七章 ● 人体の自然な仕組みと現代医学と古代漢方医学の関係

最後に、人体の自然な仕組みと現代医学と古代漢方医学との、三者の関係を簡潔に整理して、全体のまとめとします。

「人体には睡眠を中心に、命を根源とする、生存の仕組みが存在する。

私達人間は、人の体、人体として生存する。

人体は父と母に由来する、生物であり、自然そのものである。

したがって人体には、自然としての自然な仕組みが存在し、私達は〝人体の自然な仕組み〟によって生存する。

人体は自然の仕組み上、全身を二分する、二種類の全身性システムから成立する。一つは中枢としての〝生存システム〟であり、もう一つは末梢としての〝行動システム〟である。

生存システムは、主として夜の睡眠を司り、後面（背中）を中心に分布して全身を網羅する。他方行動システムは、主として昼の行動を司り、前面（胸腹）を中心に分布して全身を網羅する。

両システムは相互に緊密な関係を形成し、自然の推移である昼夜に連動しつつ、人体自身即ち全身を運営する。構造上、先天を司る生存システムが、後天を司る行動システムを支配する。同時に相互に主従関係を構築し、主従を交代し合うことによって、昼の行動と夜の睡眠という、自然に連動する仕組み上の二面性を表現する。

両者は機能上互いに対立し相反し合うため、それぞれ固有のシステムとして独立し、それぞれ固有のエネルギーによって作動する。

昼間覚醒中に機能する行動システムは、主として飲食に由来する外因性エネルギーによって作動する。他方夜間睡眠中に機能する生存システムは、主として内因性エネルギー、即ち命によって作動する。

先天を司る生存システムは、無意識下睡眠中にのみ、自然界から内因性エネルギー（命）の供給を受けて、昼間の行動が産み出す、人体自身の疲労荒廃状況を除去し、かつ最良の人体状態（人体の質）を回復し維持することによって、翌日という新たな生存を確保する。

このように私達の体は、夜毎、睡眠中に、命と生存を継続しつつ、一日一日を積み重ねながら、それぞれの一生を過ごす。

以上を現代医学との関連で述べれば、生存システムの実態とは、人体の中枢である脳脊髄神経系を指す。他方行動システムの実態とは、その末梢に位置し、自律神経下にある内臓諸器官系、および脳神経と脊髄神経下にある、その他全ての皮膚感覚運動器官系である。

また古代漢方医学上、陽とは人体の後面背中を中心に分布して、先天の気が司る、先天的な働きを行使する生存システムを指す。また陰とは前面胸腹部を中心に分布して、後天の気が支配する、後天的な働きを実施する行動システムを指す。以上の陰陽の定義は、黄帝内経が指定する陰陽の定義に合致する。

また両システム（構造と機能）を作動するエネルギーを気と呼ぶ。気および気とその流れの一部を共有する血（血液）と水（水分と水溶性物質）を、両システムの内部環境を循環する流動成分とする。そして気を中心に、生薬の性質を活用して、この三者の流れを是正することによって、治療を行う。

このように〝陰陽五行と気〟という、人体の基本システムに生じた異常を改善することによって、陰陽のバランスを図る。

以上のように、人体の仕組みの根幹を是正することによって、人体状態を健全に導く古代医学が、古代漢方医学である。

また古代漢方医学における疲労の実態とは、生存と健全性の維持を司る生存システム（陽）の機能不全と、これに伴う気血水システムの異常が滞留する状態を指す。」

あとがき

漢方という古代医学の名を、関心をもって耳にしたのは、既に半世紀前のことである。同時に、医学生としてこれから学ぶことになる、当時西洋医学と呼ばれていた医学には、健康としての理論が欠けることにも、直観的に気付かされた。そこには既に忘れかけつつある明治維新前夜の、古来東洋の悲痛な叫びが、心中深く密かに去来する感があった。

青春の真只中、人生を彷徨い始めた頃のことである。

実際に漢方製剤を手にとって、診療に活かし、漢方医学として、改めて学び始めたのは、さらにその二十年後のことであった。

しかし直ぐに、国内の漢方診療の現状に対して、強い不満を抱かざるを得なかった。漢方製剤を症状に合わせて選択するだけの診療であれば、それを医学と呼ぶことはできない。そんな思いが一旦湧き始めた以上、それ以降医学としての漢方に対する、深い疑念がいよいよ募るばかりであった。

現在のように工業化された漢方製剤が出現して、昔のように生薬を煎じる手間から、大きく解放されたことも事実である。

しかしその一方で江戸時代以降、医学としての唯一の拠り所であった、傷寒論《しょうかんろん》に基づく、証という概念さえも、当然のごとく形骸化してしまった。現在では、手軽さゆえに、現代医療に吸収される形で、その治療手段の一つとしてのみの薬剤に堕してしまった。特に国内の漢方診療においては、本来の医学としての、その医学理論が、とうの昔に失われてしまったことも、歴史上の事実である。

このように現代化された漢方製剤が出現した今、もっと現代的に活用できる、何か新しい別の方法があるのではないだろうか？

それに対しては、漢方製剤あるいは生薬自体を、現代的に解明していくという発想が生じることも確かである。

しかしその一方で漢方医学とは、本来、古代医学である。私が求めるのは、古代医学としての、本来の医学理論や生薬などの知識を、現代的に生かすという観点からである。

そんな疑問から、長い歳月を再び流離うことになってしまった。

その中で、人体には自然な仕組みが存在するはずだという観点から、「命の医学（漢方と体の自然なしくみ）」（新風社 二〇〇七）という一般向けの本を執筆した。今振り返ると、なぜこのようなタイトルを用いたのか、良く思い出すことが出来ない。私達の日々の自然な姿を中心に書かれたが、タイトル程深い内容を書き表すことは、当時の私にとっては到底不可能であった。

その後伝統中国医学の、その医学としての基本を長く尋ねる中で、その涯《はて》に、医学の成立という観点から、古代漢方医学という考え方に漸く辿り着くことが出来た。その中核に、現代が既に失ってしまった、古《いにしえ》の生存の原理、「命」が姿を表した。

それが「古代漢方医学入門」（たにぐち書店 二〇一三）に結実した。

ところが古代漢方医学を学ぶ内に、私達の体にはその真実として、時代を問わず、矢張り実際に、命が存在するのではないだろうか？

これに対して、現代医学は、何故、命を語ろうとしないのであろうか？

このように抑え切れない激しい疑念が、改めて湧いてくることを禁じ得なかった。

何よりも私が小さい頃には、日常の会話の中で、当たり前のように、命という言葉が飛び交い、自然に命が語られていたという記憶がある。

命に関しては、忘れられない、小さい頃の思い出が二つある。

一つは小学校に入学する以前の思い出であり、もう一つはその高学年の頃の記憶である。


戦後間もない、近所の広場での、夕方の出来事である。

何時の間にか、宵闇が少しずつ席巻し始めて、辺りが次第に暗くなって来た頃合である。三々五々広場に集まり、何時ものように、井戸端会議に余念のなかった近所の人達も、やがて一人抜け二人抜けて、夕食が始まる時刻が、直ぐ目の前に迫っていた。

まだ幼い私は、最後に残ってしまった、二人の女性の傍らで、何気なく時を過ごしていた。大人達の未だ訳の分からない立ち話に、自分も参加しているつもりで、時々二人を見上げたり頷いたりしながら、それとなく耳を傾けていたのだろう。

突然、その内の一人が、私の頭に手を置き、一言投げ掛けて、夕闇の中に身を翻すように消えて行った。

「命を大切にね！」

私は命と聞いて、思わず、お腹を押さえ、胸を撫ぜていた。無意識の裡にも、どこかに存在するはずの、その命を求めて、何時の間にか、自分自身の体をまさぐっていた。挙句の果て、その手が頭上、虚空を掴むかのように、宙に舞ってしまった。

命？

「命って、一体、体のどこにあるのだろう？」

生まれて間もない赤ちゃんを、両の腕に抱きながら、あやしていた時のことであった。

明るい庭に面した、茶の間での、束の間の出来事である。

その顔を定かに思い出すことができない。

たぶん近所の、とある女性であったのか？

それとも母であったのか？

近寄ってきた、うら若い一人の女性が、赤ちゃんの頭をなぜて、まだ柔らかくぺこぺこと息づく大泉門に軽く触れながら、投げ捨てていった言葉が、未だに忘れられない。

「ここから、命が入って来るのよ。」

一体、命はどこへ消えてしまったのだろう？

そう思いつつも、命という言葉だけが、あたかも空疎な憧憬のごとく、虚空に力無くこだまするばかりであった。

命などは、とてもとても自分の手に負える代物ではない。やがて然るべき時に、然るべく解決されるであろう。

当然ながら、そんな気持ちであった。

同時にそれはそれとして、命からも漢方医学からも、一度完全に離れて、現代的な視点からのみ、人体の自然な姿をもう一度尋ねてみたい。

そんな思いからペンを走らせるうちに、意識的に避けつつあった命が、何時の間にかその姿を表し、気が付けば、私達の体の自然な仕組みが、そこには殴り書きのように、思いもよらぬ形で認《したた》められていた。

それが、「古代漢方医学入門Ⅱ」（たにぐち書店二〇一七）である。

漢方に関心を寄せて、ほぼ半世紀を過ごして来た。

その間、現代医学を学んだ内科の医師としてスタートし、開業を期に、改めて漢方医学の研究に勤しむことになった。

気が付けば、いよいよ人生の終焉を、直ぐ間近に感じる年代に到達してしまった。

しかし漢方医学の真髄には、遥かに及ぶこともなく、未だ、道半ばである。まして人生に対しては、言うも愚か。ますます遠く遥かに霞むばかりで、五里霧中。志半ばにも至ることがない。

そのように未だ半知半解の身にも関らず、長年親しんで来た漢方医学と対比する形で、無謀にも、現代医学そのものの成り立ちを振り返えらざるを得なかった。そこには機械論の観点からのみ発達して来た、現代医学の発祥の姿が浮かび上がって来た。

現代医学が人体という生物の、自然としての生存の実態を全く欠落したまま、物質医学のみに終始しつつ発展して来たことは、本書で縷々述べて来た通りである。

医学の本来の対象である、生存する人体そのもの。私達人間のありのままの姿は、死体にも、個別の臓器にも求めることができない。改めて言辞を弄するまでもない。これは誰にとっても、明白な事実である。

そのためには医学として、今を生きる私自身。今を生きる全身そのものの人体に、確かに対峙する他に残された道はない。それは取りも直さず、命の有無を問い質すことである。

現代医学が発祥した当時の、肉眼のみを頼りに人体を探究する時代は、既に早々と、通り過ぎてしまった。今こそその総力を挙げて、自然の仕組みと、その根源となる命の有無の解明に取り組まなければならない。それこそは、現代という時代に課せられた、歴史的一大責務である。これこそが、人類のこれからの医学として、さらに大きく飛躍する機縁となるであろうことに間違いはない。

また失われつつある、本来の人間性の回復にも直結するであろう。

東と西の文明の対立を大きく乗り越えて、私達人間の生存そのものをも、その視野に入れ、人間の本質に大きく迫る、新たな未来に向けた、新たな医学へと飛翔することを念じつつ、稿を終える。

「古代漢方医学入門　人体の自然な仕組み」渡部迪男著（たにぐち書店　二〇十三年）
「古代漢方医学入門Ⅱ　陰陽五行と人体の自然な仕組み」渡部迪男著（たにぐち書店　二〇十七年）
「古代医学理論「陰陽五行と気」を活用する」渡部迪男著（ｐｈｉｌ漢方　No.四十五　二〇十四年）
「全訳　中医基礎理論　中医薬大学全国共通教材」監修戴毅／翻訳浅野周（たにぐち書店　二〇〇三年）
「西洋近代科学〈新版〉その自然観の歴史と構造」村上陽一郎著（新曜社　二〇〇二年）
「近思録　朱子学のすてきな入門書」福田晃市著（明窓出版　一九九八年）
「近思録」湯浅幸孫著（たちばな出版　一九九六年）
「図説　漢方処方の構成と適用」森雄材著（医歯薬出版　一九八五年）
「黄帝内経素問（鍼灸医学体系）」柴崎保三著（雄渾社　一九七九年）
「東洋医学の原典　黄帝内経　素問訳注」家本誠一著（医道の日本社　二〇一〇年）
「方技概説―中国古代医学の特徴」家本誠一著（神奈川医学会雑誌第二十五巻第一号　一九九八年）
「中国医学の誕生」加納善光著（東京大学出版会　一九八七年）
原著（明）李時珍「現代語訳　奇経八脈考」勝田正泰現代語訳　校注王羅珍・李鼎（東洋学術出版社　一九九五年）
「漢方医学双書１　排泄の医学と漢方」近畿大学薬学部久保道徳研究室編（三一書房　一九八九年）

「中医学の基礎　日中共同編集」監修平馬直樹／兵頭明／路京華／劉公望（東洋学術出版社　一九九五年）
「漢方薬理学」高木敬次郎監修／木村正康編集（南山堂　一九九七年）
「中医臨床のための　中薬学」神戸中医学研究会編著（医歯薬出版　一九九三年）
「中薬大辞典（日本語版）」編集上海科学技術出版社（小学館　一九八五年）
「図解生理学」編集中野昭一／執筆中野昭一、吉岡利忠（医学書院　一九九八年）
「命の医学」渡部迪男著（新風社　二〇〇七年）

[著者略歴]

渡部 迪男（わたなべ・みちお）

福岡県に生まれる。東京大学医学部を卒業後、同大学医科学研究所にて医学博士号を取得。横浜市に内科医院を開業。開業と同時に、学生時代から関心を懐いていた、漢方診療を開始すると共に、特に漢方の医学としての基本となる考え方、方剤や生薬による治療の実際などの研究に専念。その後、古代漢方医学という考え方に立脚して、生活習慣の改善および生薬をベースとする漢方治療に従事し、現在に至る。著書に『命の医学』（新風社）、『現代システム漢方入門—陰陽と気血水の考え方—』、『現代システム漢方入門—漢方・現代医学・生薬—』、『古代漢方医学入門—人体の自然な仕組み—』、『古代漢方医学入門Ⅱ—陰陽五行と人体の自然な仕組み—』（以上たにぐち書店）等がある。

http://www.watanabenaika.e-docter.info/

私は なぜ毎晩眠るのか？
《体には自然な仕組みがある》

2019年10月15日　第1刷発行

著　者　渡部 迪男
発行者　谷口 直良
発行所　㈱たにぐち書店
〒171−0014　東京都豊島区池袋2−68−10
TEL. 03−3980−5536　FAX. 03−3590−3630
たにぐち書店.com

落丁・乱丁本はお取替えいたします。